供五年制本科临床医学专业使用

妇产科学课间实习指导

主编　陈升平

编者　（按姓名汉语拼音排序）

陈升平　高　洁　姬利群　孔　玲

刘文萃　吕　静　盛晓滨　王允锋

许洪梅　翟雅楠　张　琰　赵　娟

主审　刘卫滨

北京大学医学出版社

FUCHANKEXUE KEJIAN SHIXI ZHIDAO

图书在版编目（CIP）数据

妇产科学课间实习指导 / 陈升平主编 . —北京：北京大学医学出版社，2020.6

ISBN 978-7-5659-2213-8

Ⅰ. ①妇… Ⅱ. ①陈… Ⅲ. ①妇产科学 – 实习 – 医学院校 – 教学参考资料 Ⅳ. ① R71-45

中国版本图书馆 CIP 数据核字（2020）第 101770 号

妇产科学课间实习指导

主　　编： 陈升平
出版发行： 北京大学医学出版社
地　　址：（100083）北京市海淀区学院路 38 号　北京大学医学部院内
电　　话： 发行部 010-82802230；图书邮购 010-82802495
网　　址： http://www.pumpress.com.cn
E-mail： booksale@bjmu.edu.cn
印　　刷： 北京捷迅佳彩印刷有限公司
经　　销： 新华书店
责任编辑： 赵　欣　毛淑静　　**责任校对：** 靳新强　　**责任印制：** 李　啸
开　　本： 787 mm × 1092 mm　1/16　　**印张：** 11.5　　**字数：** 285 千字
版　　次： 2020 年 6 月第 1 版　2020 年 6 月第 1 次印刷
书　　号： ISBN 978-7-5659-2213-8
定　　价： 39.00 元

内容简介

《妇产科学课间实习指导》是对妇产科学基础知识的补充，严格按照妇产科学教学大纲的要求编写，以对常见病、多发病的知识点巩固为重点，对疑难知识点进行补充，并且在课后留有练习题，强化基础知识点。

本书主要内容包括妇产科门诊、产前检查、孕期监护、正常分娩、高危妊娠、胎儿监护、妇科门诊常见病、妇科肿瘤与妇科手术、计划生育。目的与要求：通过课间实习使医学生将理论与临床实践相结合，初步掌握妇产科常见病、多发病的表现、病因、诊断和治疗的方法。

前 言

妇产科学是临床医学的主要课程之一，课间实习的目的是架起一座桥梁，将基础知识与临床实践相结合，注重临床实践、基本技能培训，培养学生分析问题和解决问题的能力。

妇产科学课间实习有助于学生熟悉妇产科常见病、多发病的基本病因、临床表现、诊断依据、鉴别要点、治疗方法，在老师的指导下，通过对临床病例进行病史询问、体格检查、辅助检查，学会对病情进行分析、抓住要点、做出诊断和制订治疗方案。

为指导学生实习，根据全国高等医学院校妇产科学教学大纲对妇产科学教学的基本要求，编写了这本《妇产科学课间实习指导》教材。

本教材特点如下：

1. 严格按照全国高等医学院校妇产科学教学大纲要求安排实习内容。
2. 每种疾病的目的要求、学时安排、实习内容和实习方法按照大纲要求来制订，指导学生以病史、体征、辅助检查为依据，提出初步诊断，制订治疗方案。
3. 对不同疾病分别明确指出应该掌握、熟悉、了解的内容及实习的重点。
4. 课后留有练习题，以促进学生加强对知识点的掌握。

由于编写时间和编者水平有限，难免存有瑕疵，望大家批评指正。

编者
首都医科大学

目　录

第一章 产前保健

【实习目的】

1. 熟悉孕期母胎监护。
2. 了解围生医学的重要意义，产前保健的常规步骤及要点。

【实习方法】

1. 实习学生由一名教师带教。
2. 带教老师选择合适的患者和病例，由带教老师示范收集资料的过程。
3. 在带教老师指导下实施1~2项检查措施，熟悉产前检查的内容及注意事项。
4. 如没有合适的患者，教师准备2份病历和病历分析，结合临床病历开展小讲课。
5. 病例讨论，带教老师总结。

【实习内容】

1. 询问及填写妊娠史、产科检查。
2. 妊娠期孕妇产前检查常规和胎心监护的方法。
3. 孕妇妊娠期常见症状及处理。

产前保健包括孕前和孕期保健，是降低孕产妇和围生儿并发症的发生率及死亡率、减少出生缺陷的重要措施，包括对孕妇进行规范的产前检查、健康教育和指导、胎儿健康的检测与评估、孕期营养及体重管理和用药指导等。

围生期指产前、产时和产后的一段时间。国际上对围生期的规定有以下4种。

1. **围生期Ⅰ** 从妊娠满28周（胎儿体重≥1000 g或身长35 cm）至产后1周。
2. **围生期Ⅱ** 从妊娠满20周（胎儿体重≥500 g或身长25 cm）至产后4周。
3. **围生期Ⅲ** 从妊娠满28周至产后4周。
4. **围生期Ⅳ** 从胚胎形成至产后1周。

目前我国采用的是第一种围生期，即从妊娠满28周（胎儿体重≥1000 g或身长35 cm）至产后1周，并用此标准计算围生期死亡率。

一、产前检查

根据我国《孕前和孕期保健指南（2018）》，目前推荐的产前检查孕周分别是：妊娠6—13^{+6}周，14—19^{+6}周，20—24周，25—28周，29—32周，33—36周，37—41周（每周1次）。凡属高危妊娠者，应酌情增加产前检查次数。

产前检查具体内容如下。

（一）病史

1. 年龄 ＜18岁或≥35岁妊娠为高危因素，≥35岁妊娠者为高龄孕妇。

2. 职业 从事接触有毒物质或放射线工作的孕妇，其母儿不良结局的风险增加，建议计划妊娠前或妊娠后调换工作岗位。其他相对高危职业，如高空作业、装卸搬运、长时间站立等均应妊娠后调岗。

3. 本次妊娠的经过 了解妊娠早期有无早孕反应、病毒感染、用药、阴道出血保胎史；胎动开始时间和胎动变化；饮食、睡眠和运动情况；有无头痛、眼花、心悸、气短、下肢水肿等症状；是否在助产机构进行规范产前检查；是否做了重要产前检查内容如唐氏综合征筛查、糖尿病筛查、胎儿系统畸形筛查；晚期有无血压增高史；本次妊娠体重增长情况，排尿、排便情况。

4. 推算及核对预产期（expected date of confinement，EDC） 推算方法是按末次月经（last menstrual period，LMP）第一日算起，月份减3或加9，日数加7。若孕妇记不清末次月经日期或于哺乳期无月经来潮而受孕者，应采用超声检查来协助推算预产期。妊娠早期超声检测胎儿头臀长（CRL）是估计孕周最准确的指标。

5. 月经及婚育史 询问初潮年龄、月经周期。经产妇应了解有无难产史、不良孕产史、分娩方式、新生儿情况及有无产后出血史，了解末次分娩或流产的时间及转归。了解孕妇丈夫健康状况，有无传染病史，有无遗传性疾病等

6. 既往史及手术史 了解有无高血压、心脏病、结核病、糖尿病、血液病、肝病、肾病、甲状腺疾病、传染病、外伤史、输血史、过敏史等，注意其发病时间及治疗情况，并了解做过何种手术。

7. 家族史 询问家族女性成员有无异常胎儿分娩史，有无妊娠期合并症和并发症者；家族有无结核病、高血压、糖尿病、双胎妊娠及其他与遗传相关的疾病。

（二）产科检查

产科检查包括腹部检查、骨盆测量及阴道检查等。

1. 腹部检查 孕妇排尿后仰卧，头部稍垫高，露出腹部，双腿略屈曲稍分开，使腹肌放松。检查者站在孕妇右侧进行检查。

（1）触诊：用四步触诊法检查宫底高度、胎产式、胎方位、胎先露及胎先露衔接的情况。

第1步手法：检查者两手置子宫底部，了解子宫外形并测得宫底高度，估计胎儿大小与孕周数是否相符，判断宫底部的胎儿部分，胎头硬而圆且有浮球感，胎臀软而宽且形状不规则。

第2步手法：检查者两手分别置于腹部两侧，一手固定，另一手轻轻深按检查，触及平坦饱满者为胎背，可变形的高低不平部分是胎儿肢体。

第 3 步手法：检查者右手拇指与其余 4 指分开，置于耻骨联合上方握住胎先露，进一步查清是胎头或胎臀，左右推动以确定是否衔接。若胎先露仍浮动，表示尚未入盆。若已衔接，则胎先露不能推动。

第 4 步手法：检查者左右手分别置于胎先露的两侧，向骨盆入口方向向下深按，再次核对胎先露的诊断是否正确，并确定胎先露入盆的程度（图 1–1）。

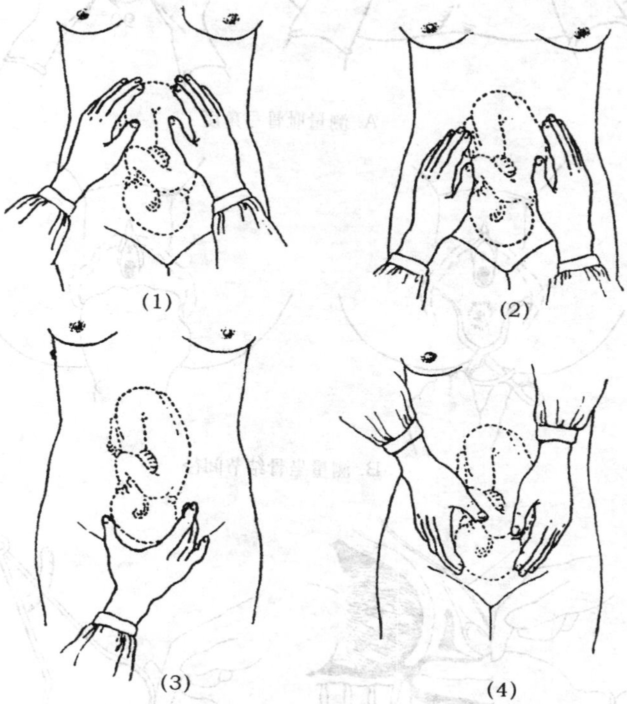

图 1–1　四步触诊手法

（2）听诊：胎心在靠近胎背一侧的孕妇腹壁上听得最清楚。枕先露时，胎心在脐右（左）下方；臀先露时，胎心在脐右（左）上方；肩先露时，胎心在靠近脐部下方听得最清楚。

2. 骨盆测量

（1）骨盆外测量：通过测量骨盆外径线可以间接推断骨盆内径的大小，主要测量方法如下（图 1–2）。

髂棘间径：孕妇取伸腿仰卧位，测量两髂前上棘外缘之间的距离，正常值为 23~26 cm。

髂嵴间径：孕妇取伸腿仰卧位，测量两髂嵴外缘之间的距离，正常值为 25~28 cm。

骶耻外径：孕妇取左侧卧位，右腿伸直，左腿屈曲，测量第 5 腰椎棘突下至耻骨联合上缘中点之间的距离，正常值为 18~20 cm。第 5 腰椎棘突下相当于米

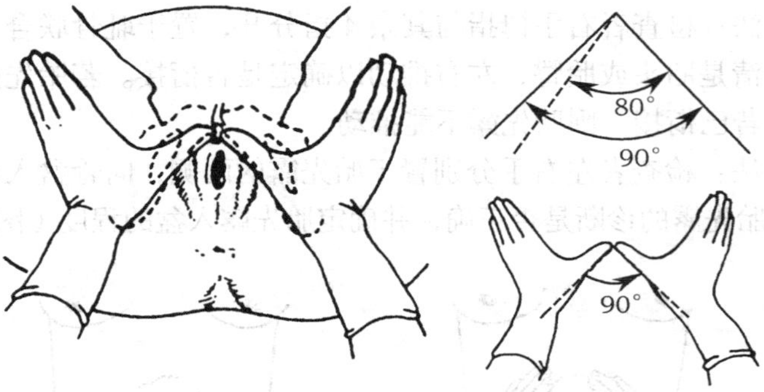

A. 测量耻骨弓角度

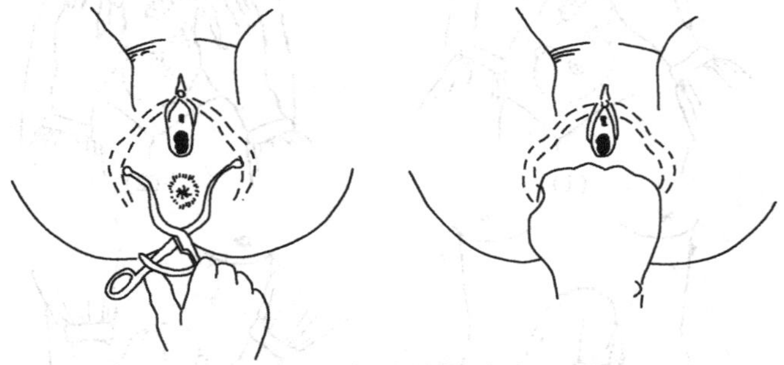

B. 测量坐骨结节间径

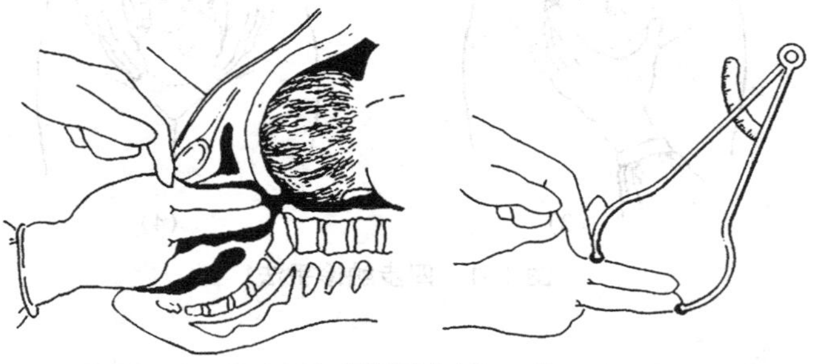

C. 测量对角径

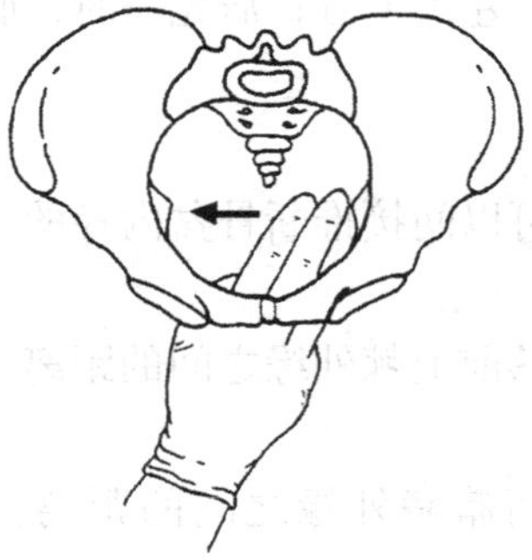

D. 测量坐骨棘间径

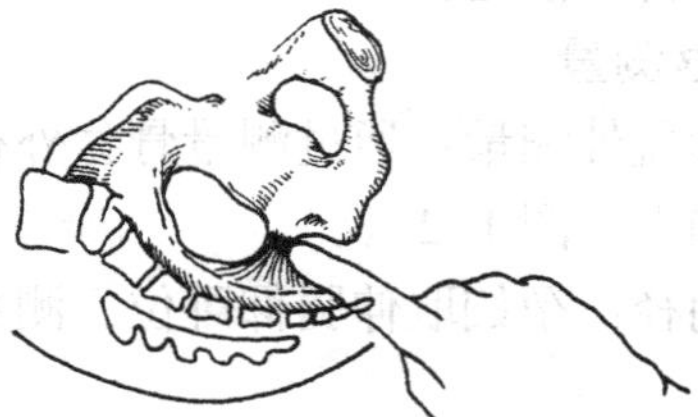

E. 测量坐骨切迹宽度

图 1–2　测量骨盆手法

氏菱形窝的上角，或相当于髂嵴连线与脊柱交点的中点下 1.5 cm。根据此径线可以间接推测骨盆入口前后径的长度，是骨盆外测量中最重要的径线。

耻骨弓角度：两手拇指分别放置耻骨降支上，两拇指在耻骨联合下缘相交的角度即为耻骨弓角度，正常值为 90°，小于 80° 为不正常。此角度反映骨盆出口横径的宽度。

坐骨结节间径（或出口横径，TO）：孕妇取仰卧位，两腿弯曲，双手抱双膝，贴近腹部，两腿外展，测量两侧坐骨结节内侧缘之间的距离，正常值为 8.5~9.5 cm。

出口后矢状径：为坐骨结节间径中点至骶骨尖端的长度。正常值为 8~9 cm。出口后矢状径值与坐骨结节间径值之和＞ 15 cm，表明骨盆出口狭窄不明显。

（2）骨盆内测量：能较准确地经阴道测量骨盆大小，主要测量方法如下。

对角径：为耻骨联合下缘至骶岬上缘中点的距离，正常值为 12.5~13 cm，此值减去 1.5~2.0 cm，即为骨盆入口前后径的长度，又称真结合径（即骨盆入口前后径）。真结合径正常值约为 11 cm。若测量时，阴道内的中指尖触不到骶岬，表示对角径值＞ 12.5 cm。

坐骨棘间径：用示指和中指触摸两侧坐骨棘，估计其间距离可容纳 6 指即属正常，正常值约 10 cm。

坐骨切迹宽度：代表中骨盆后矢状径，其宽度为坐骨棘与骶骨下部间的距离，即骶棘韧带宽度。若能容纳 3 横指即 5.5~6.0 cm 为正常，否则属中骨盆狭窄。

3. 阴道检查　妊娠期可行阴道检查。分娩前阴道检查可协助确定骨盆大小、宫颈容受和宫口开大程度，进行宫颈 Bishop 评分。

4. 常规辅助检查

（1）孕早期（孕 $0\sim13^{+6}$ 周）：血常规、尿常规、血型（ABO 和 Rh）、空腹血糖、肝功能和肾功能、乙型肝炎病毒表面抗原、梅毒血清抗体筛查和 HIV 筛查、地中海贫血筛查（广东、广西、海南、湖南、湖北、四川、重庆等地）、孕早期超声检查（确定宫内妊娠和孕周）、胎儿颈后透明区厚度（NT）检查（孕 $11\sim13^{+6}$ 周）。

（2）孕中期（孕 $14\sim27^{+6}$ 周）：唐氏综合征筛查、无创 DNA 产前检测（NIPT）或羊膜腔穿刺进行胎儿染色体核型分析、胎儿系统超声畸形筛查、口服葡萄糖耐量试验（OGTT）。

（3）孕晚期（孕 28 周及其后）：产科超声、妊娠期 B 组链球菌（GBS）筛查（孕 35~37 周）、胎心监测无应激试验（NST）检查（孕 32~34 周以后）、骨盆测量（孕 28~36 周）。

（三）胎心监护方法

1. 电子胎心监护（electronic fetal monitoring，EFM）　一般孕 32~34 周开始，36 周后每周 1 次，高危孕妇，如妊娠期高血压疾病或妊娠期糖尿病等，可酌情提前。近年来，电子胎心监护在产前和产时的应用越来越广泛，已经成为产科不可缺少的辅助检查手段。其优点是能连续观察并记录胎心率（fetal heart rate，FHR）的动态变化，同时描记子宫收缩（简称宫缩）和胎动情况，反映三者间的关系。EFM 的评价指标见表 1–1，其中基线变异是最重要的评价指标。

表 1–1　电子胎心监护的评价指标

名称	定义
胎心率基线	指任何 10 分钟内胎心率平均水平（胎心加速、减速和显著变异的部分除外），至少观察 2 分钟以上的图形，该图形可以是不连续的。①正常胎心率基线：110~160 次 / 分；②胎儿心动过速：胎心率基线＞160 次 / 分；③胎儿心动过缓：胎心基线＜110 次 / 分
基线变异	指每分钟胎心率自波峰到波谷的振幅改变。按照振幅波动程度分为：①变异消失，振幅波动完全消失；②微小变异，振幅波动≤5 次 / 分；③中等变异（正常变异），振幅波动 6~25 次 / 分；④显著变异，振幅波动＞25 次 / 分
加速	指基线胎心率突然显著增加，开始到波峰时间＜30 秒。从胎心率开始加速至恢复到基线胎心率水平的时间为加速时间； 妊娠≥32 周胎心率加速标准：胎心率加速≥15 次 / 分，持续时间＞15 秒，但不超过 2 分钟； 妊娠＜32 周胎心率加速标准：胎心率加速≥10 次 / 分，持续时间＞10 秒，但不超过 2 分钟； 延长加速：胎心率加速持续 2–10 分钟。胎心率加速持续时间≥10 分钟则考虑胎心率基线变化
早期减速	指伴随宫缩出现的减速，通常是对称性地、缓慢地下降到最低点再恢复到基线。减速的开始到胎心率最低点的时间≥30 秒，减速的最低点常与宫缩的峰值同时出现；一般来说，减速的开始、最低值及恢复与宫缩的起始、峰值及结束同步
晚期减速	指伴随宫缩出现的减速，通常是对称性地、缓慢地下降到最低点再恢复到基线。减速的开始到胎心率最低点的时间≥30 秒，减速的最低点通常晚于宫缩峰值；一般来说，减速的开始、最低值及恢复分别延后于宫缩的起始、峰值及结束
变异减速	指突发的显著的胎心率急速下降。减速的开始到最低点的时间＜30 秒，胎心率下降≥15 次 / 分，持续时间≥15 秒，但＜2 分钟。当变异减速伴随宫缩时，减速的起始深度和持续时间与宫缩之间无固定规律。典型的变异减速是先有一初始加速的肩峰，紧接一快速的减速，之后快速恢复到正常基线伴有一继发性加速（双肩峰）
延长减速	指明显的低于基线的胎心率下降。减速程度≥15 次 / 分，持续时间≥2 分，但不超过 10 分钟。胎心率减速持续时间≥10 分钟则考虑胎心率基线变化
反复性减速	指 20 分钟观察时间内，≥50% 的宫缩均伴发减速
间歇性减速	指 20 分钟观察时间内，＜50% 的宫缩伴发减速
正弦波形	胎心率基线呈现平滑的类似正弦波样摆动，频率固定，3~5 次 / 分，持续时间≥20 分钟

续表

名称	定义
宫缩	正常宫缩：观察 30 分钟，10 分钟内有 5 次或者 5 次以下宫缩； 宫缩过频：观察 30 分钟，10 分钟内有 5 次以上宫缩。当宫缩过频时应记录有无伴随胎心率变化

2. 无应激试验（non-stress Test，NST） 如图 1-3 所示。

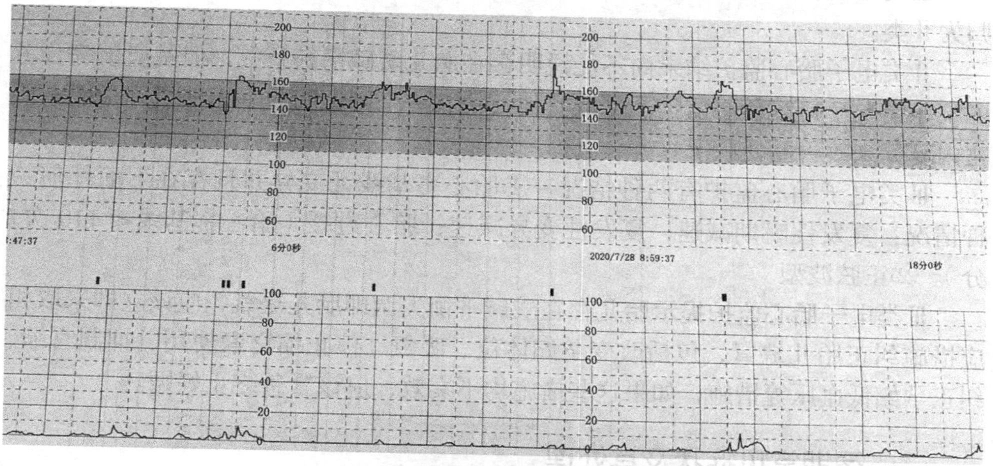

图 1-3　无应激试验

（1）反应型 NST（reactive NST）是胎儿健康安全的表现，其定义为：① 20 分钟内至少有 2 次加速≥ 15 次 / 分，持续时间≥ 15 秒；②若孕周＜ 32 周，20 分钟内有 2 次加速≥ 10 次 / 分，持续时间≥ 10 秒。

（2）20 分钟内如果没有反应型 NST，胎心监测延长至 40 分钟。

（3）胎心率的加速反应与孕周相关。孕 24~28 周，50% 的 NST 可呈无反应型；孕 28~32 周，15% 的 NST 可呈无反应型。

（4）简短（＜ 30 秒）、偶发的变异减速见于高达 50% 的胎心监测，胎儿并无危险，不需要干预。

（5）无反应型 NST 的常见原因是胎儿处于睡眠状态，可将声振装置放于胎头位置，唤醒胎儿，最多刺激 3 次。

3. 宫缩应激试验（contraction stress test，CST） 又称缩宫素激惹试验（oxytocin challenge test，OCT），指用缩宫素来诱发宫缩，以检测胎儿的储备能力。CST 图形的判读主要基于是否出现晚期减速和变异减速。①阴性：没有晚期减速或重度变异减速。②可疑（有下述任一种表现）：间断出现晚期减速或重度变异减速；宫缩过频（＞ 5 次 /10 分钟）；宫缩伴胎心率减速，时间＞ 90 秒；出现无法解释的监护图形；③阳性：≥ 50%的宫缩伴随晚期减速。

4. 产时胎心监护图形的判读 分娩过程中，为了避免不必要的产时剖宫产，推荐采用产时胎心监护图形的三级判读系统。三级电子胎心监护判读标准如下。

Ⅰ类电子胎心监护需同时满足下列条件：①胎心率基线110~160次/分；②基线变异为中度变异；③无晚期减速及变异减速；④存在或者缺乏早期减速；⑤存在或者缺乏加速。

Ⅰ类电子胎心监护结果提示胎儿酸碱平衡正常，可常规监护，不需要采取特殊措施。

Ⅱ类电子胎心监护：除了第Ⅰ类和第Ⅲ类电子胎心监护图形外的其他情况均归为Ⅱ类。

Ⅱ类电子胎心监护结果尚不能说明存在胎儿酸碱平衡紊乱，但是应该综合考虑临床情况、持续胎心监护、采取其他评估方法来判定胎儿有无缺氧，可能需要宫内复苏来改善胎儿状况。

Ⅲ类电子胎心监护有两种情况。①胎心率基线无变异并且存在下面任何一种情况：复发性晚期减速；复发性变异减速；胎心过缓（胎心率基线＜110次/分）。②正弦波型。

Ⅲ类电子胎心监护提示胎儿存在酸碱平衡失调即胎儿缺氧，应该立即采取相应措施纠正胎儿缺氧，包括改变孕妇体位、吸氧、停止缩宫素使用、抑制宫缩、纠正孕妇低血压等措施，如果这些措施均不奏效，应该紧急终止妊娠。

二、孕期常见症状及其处理

孕期常见症状以消化系统多见，其他有贫血、腰背痛、下肢及外阴静脉曲张等。应建立良好的饮食、排便习惯，及时补充铁剂和钙剂等。

孕妇可出现各种与妊娠相关的症状，治疗原则主要是对症处理。

1. 消化系统症状 妊娠早期出现恶心、晨起呕吐者，多于孕12周后逐渐减轻至消失，可给予维生素B_6，每次10~20 mg，每日3次口服。若是妊娠剧吐则按该病处理。如孕中、晚期再次出现需排除肝功能异常。

2. 贫血 孕妇于妊娠后半期对铁需求量增多，仅靠饮食补充明显不足，应适时补充铁剂，非贫血孕妇，如血清铁蛋白＜30 μg/L，应补充琥珀酸亚铁片60 mg/d；诊断明确的缺铁性贫血孕妇，应补充琥珀酸亚铁片100~200 mg/d。

3. 腰背痛 妊娠期间由于关节韧带松弛，增大的子宫向前突使躯体重心后移，腰椎向前突使背伸肌处于持续紧张状态，常出现轻微腰背痛。若腰背痛明显者，应及时查找原因，按病因治疗。必要时卧床休息，并进行局部热敷及药物治疗。

4. 下肢及外阴静脉曲张 妊娠末期应尽量避免长时间站立，可穿有压力梯度的弹力袜，晚间睡眠时应适当垫高下肢以利静脉回流。分娩时应防止外阴部曲张的静脉破裂。

5. 下肢肌肉痉挛 可能是孕妇缺钙的表现，应补充钙剂，600~1500 mg/d。

6. 下肢水肿 孕妇于妊娠后期常有踝部及小腿下半部轻度水肿，经休息后消退，属正常现象。若下肢水肿明显，经休息后不消退，应考虑到妊娠期高血压、妊娠合并肾病或其他合并症，查明原因后及时给予治疗。

7. 痔疮　妊娠晚期多见或明显加重，因增大的妊娠子宫压迫和腹压增高，使痔静脉回流受阻和压力增高导致痔静脉曲张。应多吃蔬菜，少吃辛辣食物，必要时服缓泻剂软化大便，纠正便秘。

8. 便秘　妊娠期间肠蠕动及肠张力减弱，加之孕妇运动量减少，容易发生便秘。应养成每日按时排便的良好习惯，并多吃纤维素含量高的新鲜蔬菜和水果，必要时使用缓泻剂如乳果糖，慎用开塞露、甘油栓，但禁用硫酸镁，也不应灌肠，以免引起流产或早产。

9. 仰卧位低血压　妊娠晚期孕妇若较长时间取仰卧姿势，由于增大的妊娠子宫压迫下腔静脉，使回心血量及心排血量减少，出现低血压。此时若改为侧卧姿势，可使下腔静脉血流通畅，血压迅速恢复正常。

三、孕期营养和合理用药

1. 孕期营养　孕期合理营养对胎儿正常生长发育和改善母儿结局非常重要。

（1）妊娠早期：膳食清淡、适口；少食多餐；保证摄入足量富含碳水化合物的食物；多摄入富含叶酸的食物并补充叶酸；戒烟、禁酒。

（2）妊娠中、晚期：适当增加鱼、禽、蛋、瘦肉等富含优质蛋白质食物，每周最好食用2~3次深海鱼类；适当增加奶类的摄入；适当增加碘的摄入；常吃含铁丰富的食物；适当身体运动，维持体重的适宜增长；禁烟戒酒，少吃刺激性食物。

2. 孕期合理用药　根据药物对动物和人类具有的不同程度的致畸危险，可将药物分为A类、B类、C类、D类、X类。孕期用药基本原则如下。

（1）用药必须有明确的指征。

（2）根据病情在医师指导下选用有效且对胎儿相对安全的药物。

（3）应选择单独用药、避免联合用药。

（4）应选用结论比较肯定的药物。

（5）严格掌握剂量和用药持续时间，注意及时停药。

（6）妊娠早期若病情允许，尽量推迟到妊娠中、晚期再用药。

课后练习题

一、选择题

1. 目前国内采用的围生期时间范围是

A. 妊娠20周至产后1周　　B. 妊娠20周至产后2周

C. 妊娠28周至产后1周　　D. 妊娠28周至产后2周

E. 妊娠28周至产后3周

2. 检查胎位的四步触诊法错误的是
   A. 可了解子宫的大小、胎先露、胎方位等
   B. 第一步是双手置于子宫底部，判断是胎头还是胎臀
   C. 第二步是双手分别置于腹部两侧，辨别胎背方向
   D. 第三步是双手置于耻骨联合的上方，了解先露是头还是臀
   E. 第四步是双手沿骨盆入口向下深按，进一步核实先露部，并确定入盆程度
3. 末次月经是 2019 年 3 月 22 日，预产期是
   A. 2019 年 12 月 29 日
   B. 2019 年 12 月 31 日
   C. 2020 年 1 月 2 日
   D. 2020 年 1 月 10 日
   E. 2020 年 1 月 29 日
4. 骨盆出口横径小于 8 cm，应进一步检查的径线是
   A. 髂棘间径　　B. 对角径
   C. 骶耻外径　　D. 骨盆出口前矢状径
   E. 骨盆出口后矢状径
5. 胎心监护提示胎儿缺氧的表现是出现
   A. 加速　　B. 早期减速
   C. 轻度变异减速　　D. 晚期减速
   E. NST 反应型

二、简答题

1. 何谓胎心率基线？
2. 妊娠妇女在孕期用药原则是什么？

三、病例分析题

孕妇，35 岁，一胎，无合并症及并发症，孕 21 周，第三次来医院进行产前检查。

1. 采集病史应重点了解什么？
2. 需要检查的项目有哪些？

（北京市密云区医院　孔　玲　王允锋）

第二章 正常分娩、正常产褥

【实习目的】

1. 掌握分娩的临床经过及处理；掌握有关正常产褥、异常产褥的处理。
2. 熟悉决定分娩的四大要素；正常枕前位的分娩机制。
3. 了解产褥期内产妇各系统的生理变化。

【实习方法】

1. 在产科病房及产房临床实习，实习学生由一名教师带教。
2. 带教老师选择合适的患者和病例，由带教老师讲解分娩的临床经过及处理。
3. 在带教老师指导下详细观察三个产程的临床经过及处理。若没有合适的患者可选择看视频。
4. 病例讨论，带教老师总结。

【实习内容】

1. 实习以枕先露为例的分娩机制，阐明胎儿在通过产道时为适应产道形状和大小而进行的连续转动的动作。
2. 观察三个产程的临床经过及处理。

第一节 正常分娩

一、分娩机制

以枕先露为例，分娩机制包括：衔接、下降、俯屈、内旋转、仰伸、复位及外旋转、胎肩及胎儿娩出（图 2–1）。

1. 衔接 胎儿双顶径进入骨盆入口平面，颅骨最低点达到坐骨棘水平。以枕额径进入骨盆入口，矢状缝于骨盆入口右斜径上，枕骨在骨盆左前方。

2. 下降 胎头沿骨盆轴前进的过程称为下降，贯穿于分娩全过程，是胎儿娩出的重要条件。

3. 俯屈 胎头降至骨盆底时，遇肛提肌阻力，使下颏靠近胸部，枕下前囟径变为枕额径，更有利于胎头下降。

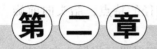

4. 内旋转 为适应中骨盆、骨盆出口前后径大于横径的特点，胎头向前旋转 45°，后囟于耻骨弓下。

5. 仰伸 内旋转后，宫缩和腹压迫使胎头下降，而肛提肌又将胎头向前推。胎头枕骨达耻骨联合下缘，以耻骨弓为支点，胎头仰伸并娩出。

6. 复位及外旋转 胎头娩出后，胎儿双肩沿左斜径进入骨盆入口，为使胎头与胎肩恢复正常关系，胎头枕部再向左旋转 45°，为复位。胎肩继续下降，前肩向前向中线旋转 45°，双肩径转成与骨盆出口前后径方向相一致，胎头枕部继续向左旋转 45°，保持垂直关系，称为外旋转。

7. 胎肩及胎儿娩出 胎儿前肩娩出，后肩娩出，肢体娩出。至此胎儿娩出全过程完成。

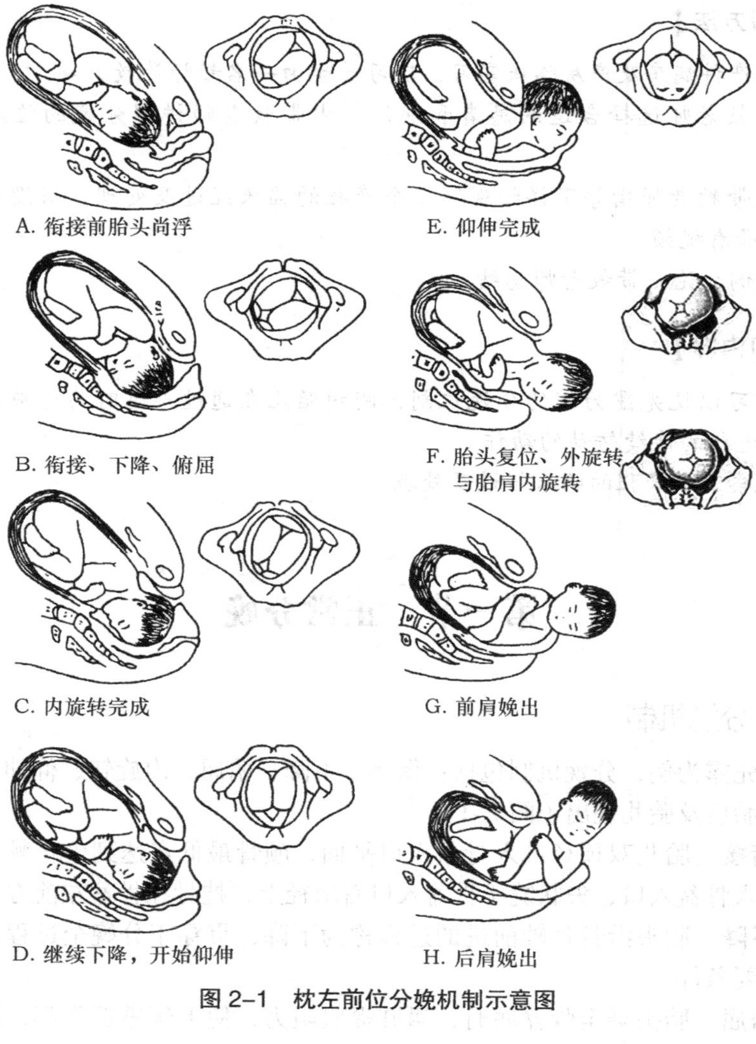

图 2–1 枕左前位分娩机制示意图

二、观察三个产程的临床经过及处理

（一）第一产程的临床经过及处理

1. 临床经过

（1）规律宫缩：产程开始时，出现规律子宫收缩伴疼痛，开始持续约 30 秒，间歇 5~6 分钟。随后持续 50~60 秒且强度增加，间歇期 2~3 分钟。宫口近开全时，宫缩可达 1 分钟，间歇期仅 1~2 分钟。

（2）宫口扩张：是临产的标志。

（3）胎头下降：下降程度是决定能否经阴道分娩的重要观察指标。

（4）胎膜破裂：简称破膜，当羊膜腔内压力增大到一定程度时，胎膜自然破裂，多发生在宫口近开全时。

2. 产程必须观察项目和处理　目前采用产程图记录产程，横坐标为临产时间（小时），纵坐标为宫口扩张程度（cm）和先露下降程度（cm），描记宫口扩张曲线和胎头下降曲线（图 2–2）。

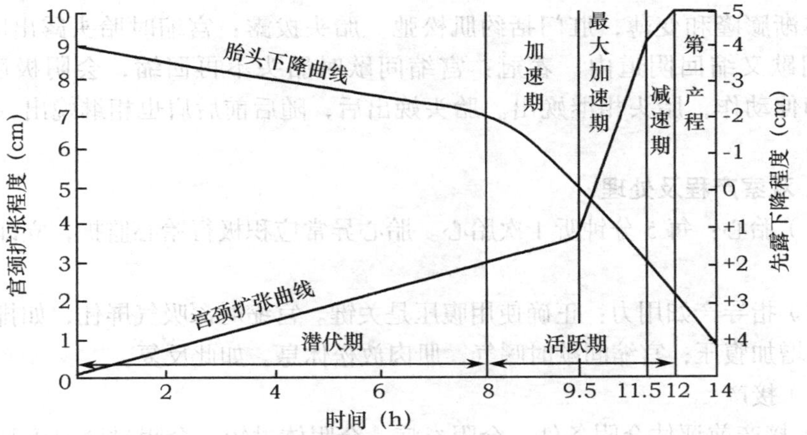

图 2–2　产程图

（1）观察宫缩持续时间、间歇及强度并记录。可采用胎心监护反映。

（2）胎心

1）应在宫缩间歇时监测，潜伏期 1~2 小时 1 次，活跃期宫缩 15~30 分钟听胎心 1 次，听诊 1 分钟。

2）应用胎心监护仪监测胎心率变异、宫缩、胎动的关系，更客观地了解宫内情况。

（3）宫口扩张及胎头下降情况

1）宫口扩张：第一产程分为潜伏期和活跃期。潜伏期指从宫口扩张 1 cm 至 3 cm，需 8 小时，最长时限 16 小时。活跃期是宫口扩张 3 cm 至 10 cm，需 4 小时，最大时限为 8 小时。

2）胎头下降曲线：坐骨棘平面位置是判断胎头高低的标志，平坐骨棘时以“0”表示；坐骨棘平面上 1 cm 时以“–1”表示；坐骨棘平面下 1 cm 时以“+1”表示。

（4）胎膜破裂时，应立即听胎心，并观察羊水性状和流出量，监测体温及血象。

（5）阴道检查能准确了解宫口扩张程度、胎先露下降位置。

3. 母体观察及处理

（1）产妇的状态影响宫缩和产程进展。应积极对产妇进行精神安慰、耐心讲解分娩过程，指导产妇呼吸，根据个体情况指导体位。

（2）产程中应每隔 4~6 小时测量 1 次血压、脉搏、体温。

（3）应鼓励产妇进食易消化食物，以维持产妇体力；适当下床活动，加速产程进展。

（4）产妇需每 2~4 小时排尿 1 次，避免影响产程，必要时积极导尿。

（二）第二产程的临床经过及处理

1. 临床表现 胎膜：可自然破裂，若未破膜，且影响胎头下降，可行人工破膜。排便感加重：不自主地向下屏气，为胎头降压迫骨盆底组织所致。会阴体渐膨隆和变薄，肛门括约肌松弛。胎头拨露：宫缩时胎头露出阴道口，宫缩间歇又缩回阴道内。着冠：宫缩间歇时胎头不再回缩，会阴极度扩张，出现仰伸动作，胎头相继娩出。胎头娩出后，随后前后肩也相继娩出，羊水随之涌出。

2. 观察产程及处理

（1）胎心：每 5 分钟听 1 次胎心。胎心异常应积极行胎心监护，立即行阴道检查。

（2）指导产妇用力：正确使用腹压是关键。宫缩时深吸气屏住，如排便样向下屏气增加腹压；宫缩间歇时呼气，肌肉放松休息。如此反复。

（3）接产

1）接产前评估会阴条件：会阴炎症、会阴体过短、会阴过紧缺乏弹性、耻骨弓过低、巨大儿、急产等均易造成会阴撕裂。

2）接产要领：保护会阴、协助胎头俯屈，让胎头缓慢通过阴道口，接产者控制胎头速度及产妇屏气，胎肩娩出时需注意保护会阴。

3）接产步骤：接产前准备包括外阴消毒、刷手消毒、铺单。

让产妇仰卧于产床，两腿屈曲分开露出外阴部，用消毒棉球蘸肥皂水擦洗外阴部，顺序是阴阜、大阴唇、小阴唇、大腿内上 1/3 会阴及肛门周围，然后用温开水冲掉肥皂水。再用 0.05% 聚维酮碘溶液（习称碘伏）消毒 2 遍，铺无菌巾于臀下。接产者准备接产。

接产人员按手术要求刷手消毒、穿接生衣、戴无菌手套。给已完成会阴部消毒的产妇铺消毒单，穿腿套并固定，肛门外用双层无菌巾遮挡。

当胎头拨露、会阴体紧张膨隆时，开始接产。保护会阴方法：会阴部铺盖无菌巾，右手拇指与四指分开，利用大鱼际肌顶住会阴部。宫缩时向上、向内托压，左手同时下压胎头枕部，协助胎头俯屈。宫缩间歇时稍放松，以免会阴水肿。当胎头枕部过耻骨弓时，左手协助仰伸。此时控制产妇屏气很重要，若宫缩强应嘱其呼气，在宫缩间歇向下屏气，以免会阴撕裂。若脐带绕颈较松时，可将脐带顺胎肩推上或胎头推下，若脐带绕颈过紧应快速松解脐带。

胎头娩出后，应以左手自鼻根向下颏挤出口鼻内的黏液和羊水，然后协助胎头复位及外旋转。接产者左手向下轻压胎儿颈部，协助前肩娩出，再托胎颈向上使后肩娩出。双肩娩出后，保护会阴的右手方可放松（图 2–3）。

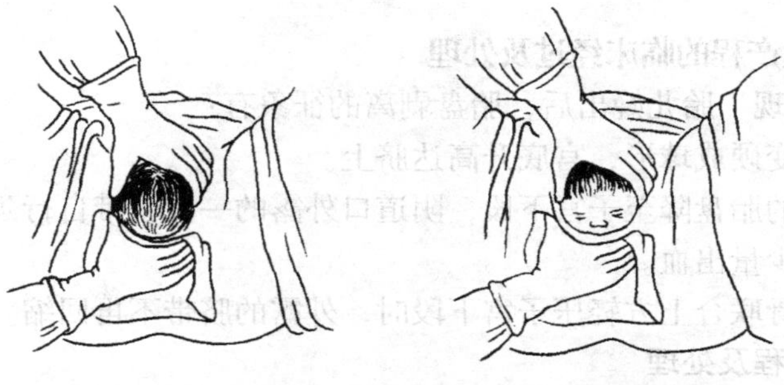

A 保护会阴，协助胎头俯屈　　B 协助胎头仰伸

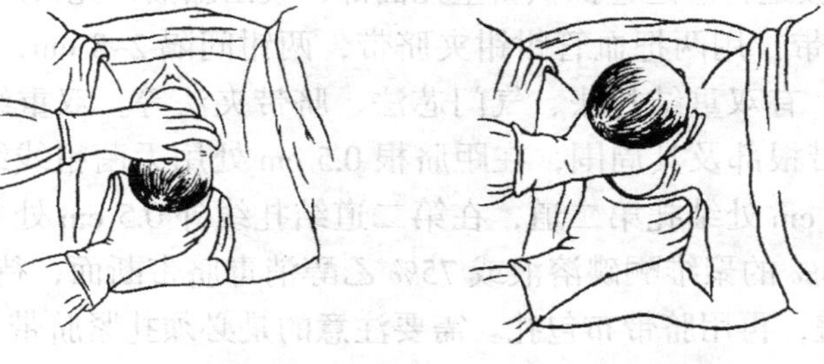

C 助前肩娩出　　D 助后肩娩出

图 2–3　胎儿娩出示意图

4）会阴切开指征：母儿有病理情况急需结束分娩时、会阴过紧或胎儿过大，产钳助产时，及估计分娩时会阴撕裂难以避免者。

5）会阴切开术：包括会阴侧切开术和会阴正中切开术。

会阴侧切开术：会阴部神经阻滞生效后，沿左侧阴道壁，左手示、中两指伸入阴道内，右手用钝头直剪待宫缩时，以会阴后联合中线向左侧斜 45° 剪开 4~5 cm，纱布压迫止血，胎盘娩出后缝合（图 2–4）。

会阴正中切开术：局部浸润麻醉后，于宫缩时沿会阴后联合正中垂直剪开 2 cm（图 2–5）。优点为创伤小，愈合快；缺点为可能损伤肛门括约肌。不熟练者不宜采用。

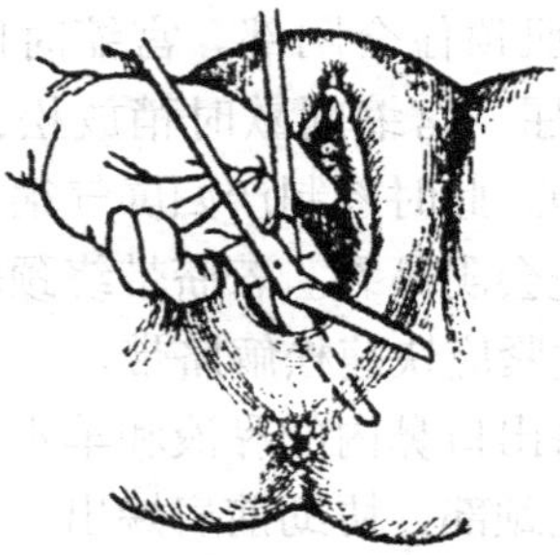

图 2-4　会阴侧切开术

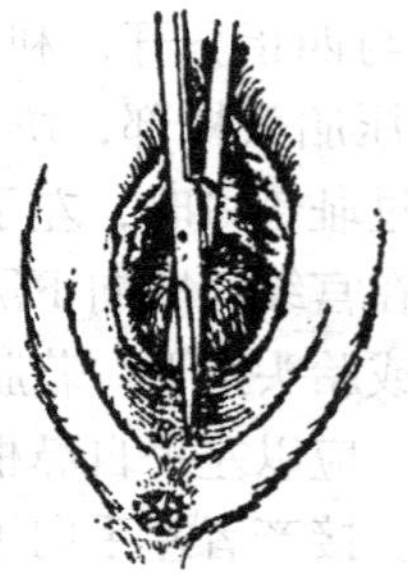

图 2-5　会阴正中切开术

（三）第三产程的临床经过及处理

1. 临床表现　胎儿娩出后，胎盘剥离的征象有：

（1）宫体变硬成球形，宫底升高达脐上。

（2）剥离的胎盘降至子宫下段，阴道口外露的一段脐带自行延长。

（3）阴道少量出血。

（4）在耻骨联合上方轻压子宫下段时，外露的脐带不再回缩。

2. 观察产程及处理

（1）新生儿的处理

1）清理呼吸道：应迅速擦拭新生儿面部，吸出黏液，先口后鼻。

2）处理脐带：用两把血管钳钳夹脐带，两钳间隔 2~3 cm，在其中间剪断，然后结扎脐带，有双重结扎法、气门芯法、脐带夹法等。双重结扎法是用 75% 的乙醇消毒脐带根部及其周围，在距脐根 0.5 cm 处用无菌粗线结扎第一道，再在结扎线外 0.5 cm 处结扎第二道，在第二道结扎线外 0.5 cm 处剪断脐带，挤出残余血液，用 5% 的聚维酮碘溶液或 75% 乙醇消毒脐带断面，待脐带断面干后，以无菌纱布覆盖，再用脐带布包扎。需要注意的是必须扎紧脐带，同时避免用力过猛造成脐带断裂，消毒时药液不可接触新生儿皮肤，以免皮肤灼伤，处理脐带时注意新生儿要保暖。

3）处理新生儿：擦净新生儿体表的胎脂，把新生儿足印及产妇拇指印印于新生儿病历上。对新生儿做详细体格检查，将标明新生儿性别、体重、出生时间、母亲姓名和床号的身份识别卡系在新生儿手腕和包被上。将新生儿抱给母亲，进行母儿早接触并让新生儿早吸吮乳头。

4）阿普加评分（Apgar score）及其意义：通过阿普加评分可以判断新生儿有无窒息及窒息程度。评分方法是以出生后 1 分钟内的呼吸、心率、肌张力、反射及肤色 5 项体征为依据，每项为 0~2 分，满分为 10 分（表 2-1）。8~10 分属于正常新生儿，4~7 分为轻度窒息，需清理呼吸道、人工呼吸、吸氧用药等措施才能恢复。0~3 分为重度窒息，需紧急抢救，喉镜气管内插管并给氧。对缺氧较严重的新生儿，应在出生后 5 分钟、10 分钟再次评分，直至连续 2 次评分均≥ 8 分。

1 分钟评分结果反映新生儿在宫内的情况，5 分钟及以后评分结果反映复苏效果，与预后关系密切。

表 2–1　新生儿阿普加评分

评分项	2 分	1 分	0 分	得分
心率	100 次以上	100 次以下	无	
呼吸	呼吸均匀、哭声响亮	缓慢、微弱、不规则	无	
肌张力	四肢动作活跃	四肢略屈曲	四肢松弛	
反射	嚎哭、咳嗽、挣扎	只有皱眉等轻微反应	无反应	
皮肤颜色	全身粉红	身体和四肢呈粉红色，手脚发青	青色、惨白	

（2）胎盘娩出：正确协助胎盘娩出，减少产后出血。不应在胎盘尚未完全剥离时用力按揉、下压宫底或牵拉脐带，以免引起胎盘部分剥离而出血或拉断脐带，甚至造成子宫内翻。当确认胎盘已完全剥离时，左手按压宫底，右手轻拉脐带，当胎盘娩出至阴道口时，向一个方向旋转并缓慢向外牵拉，协助胎盘、胎膜完全剥离排出。

（3）检查胎盘、胎膜：将胎盘铺平，检查胎盘母体面胎盘小叶有无缺损，再检查胎盘胎儿面边缘有无血管断裂，能够及时发现副胎盘，然后将胎盘提起，检查胎膜是否完整。疑有胎膜缺损时可用牛乳测试法：从脐静脉注入牛乳，若见牛乳自胎盘母面溢出，则为胎盘小叶缺损部位。若有副胎盘、部分胎盘残留或大部分胎膜残留时，应在无菌操作下徒手入宫腔取出残留组织。若手取胎盘困难，用大号刮匙清宫。

（4）检查软产道：当胎盘娩出后，应仔细检查会阴、小阴唇内侧、尿道口周围、阴道、阴道穹及宫颈有无裂伤，若有裂伤应立即缝合。

（5）预防产后出血：正常分娩出血量不超过 300 ml。在胎儿前肩娩出时静脉注射缩宫素 10~20 U，能促使胎盘迅速剥离而减少出血。若胎盘未完全剥离而出血多（大于 200 ml）时应行手取胎盘术。若第三产程超过 30 分钟胎盘仍未排出应行手取胎盘术。

课后练习题

一、选择题

1. 临产的标志是

A. 见红、破膜　　B. 见红、尿频

C. 见红、腹痛　　D. 见红、规律宫缩

E. 规律宫缩、伴宫口扩张和先露下降

2. 进入第二产程的主要标志是
   A. 宫口开大 10 cm　　B. 胎头拨露
   C. 胎头着冠　　D. 肛门括约肌松弛
   E. 外阴膨隆
3. 保护会阴的时机是
   A. 经阴道外口看到头发时　　B. 胎头开始拨露时
   C. 胎头拨露后不久　　D. 胎头拨露后会阴后联合紧张时
   E. 胎头开始着冠时
4. 胎儿娩出至胎盘娩出所需的时间为
   A. 5~10 分钟，不超过 15 分钟　　B. 5~10 分钟，不超过 25 分钟
   C. 5~15 分钟，不超过 30 分钟　　D. 10~20 分钟，不超过 30 分钟
   E. 20~30 分钟，不超过 60 分钟
5. 产后出血约 80% 发生在产后
   A. 3 小时内　　B. 2 小时内
   C. 1 小时内　　D. 4 小时内
   E. 6 小时内

二、简答题

1. 胎盘剥离征象有哪些？
2. 会阴侧切的指征有哪些？

三、病例分析题

患者，女，30 岁，主因“停经 37 周 2 天，腹痛 3 小时”入院。

平素月经规律，核对孕周无误，定期产前检查，基础血压 120/70 mmHg，OGTT 正常。今日晚 17 时起不规律下腹痛，自 18 时起腹痛加重变规律，持续 20 秒，间隔 4 分钟，未见红，无阴道流液，20 时急诊入院。既往体健，G1P1，4 年前足月顺产一女婴，重 3500 g，现体健。

查体：T 36.7 ℃，P 89 次 / 分，R 20 次 / 分，BP 128/75 mmHg。一般情况可，心肺（–），腹膨隆，无压痛、反跳痛。

产科检查：宫高 32 cm，腹围 98 cm，头先露，固定，胎心率 145 次 / 分，宫缩持续 20 秒，间隔 3 分钟，阴道检查：宫颈消融 90%，宫口开大 2 cm，先露 S–2，胎膜凸。骨盆径线正常。

问题： 1. 对该病例的诊断及诊断依据是什么？

2. 该病例应如何处理？

（北京市密云区医院　吕　静　王允锋）

第二节　正常产褥

一、产褥期定义

从胎盘娩出至产妇全身各器官除乳腺外恢复至未孕状态所需的一段时期，称产褥期（puerperium），通常为6周。

二、产褥期母体变化

1. 生殖系统变化　产褥期母体的变化以生殖系统变化最为显著。在胎盘娩出后子宫逐渐恢复至未孕状态的全过程称为子宫复旧，一般为6周。子宫复旧不是子宫的肌细胞数目减少，而是肌细胞缩小。胎盘娩出后，子宫体逐渐缩小，于产后1周子宫缩小至约妊娠12周大小，于产后6周恢复至妊娠前大小。子宫重量也逐渐减少，分娩结束时约为1000 g，产后1周时约为500 g，产后2周时约为300 g，产后6周恢复至50~70 g。宫腔表面均由新生内膜覆盖（除胎盘附着部位外），大约需要至产后第3周，直至产后6周胎盘附着部位内膜才能完全修复。胎盘娩出后，宫颈呈袖口状。产后2~3日，宫口可容2指；产后1周后宫颈内口关闭；产后4周恢复至非孕形态。分娩时宫颈外口发生裂伤，使初产妇的宫颈外口由产前圆形（未产型）变为产后"一"字形横裂（已产型）。

2. 泌尿系统变化　在产后24小时内，由于外阴切口疼痛、产程中会阴部受压迫过久、器械助产、区域阻滞麻醉等原因，使膀胱肌张力降低，对膀胱内压的敏感性降低，增加产后尿潴留的发生，且妊娠期体内潴留的水分要经肾排出，故产后1周内尿量增多。妊娠期发生的肾盂及输尿管扩张，在产后2~8周恢复正常。

三、正常产褥的处理

1. 产后2小时内的处理　严重并发症极易发生在产后2小时内，故应在产房内严密观察产妇的生命体征、子宫收缩情况及阴道出血量，并注意宫底高度及膀胱是否充盈等。在此期间还应协助产妇首次哺乳，若产后2小时一切正常，将产妇连同新生儿一起送回病房，仍需勤巡视。

2. 饮食　产后1小时可让产妇进流食或清淡半流食，以后可进普通饮食。铁剂推荐补充3个月。

3. 排尿与排便　产后4小时内应让产妇排尿，产后因卧床休息、缺乏纤维素摄入，加之肠蠕动减弱，容易发生便秘。应鼓励产妇多吃蔬菜及早日下床活动。若发生便秘，可口服缓泻剂。

4. 观察子宫复旧及恶露　每日应于同时间手测宫底高度，以了解子宫复旧情况。测量前应嘱产妇排尿。应每日观察恶露数量、颜色及气味。

5. 会阴处理 平时应尽量保持会阴部清洁及干燥，可每日用0.05%聚维酮碘溶液擦洗外阴2~3次。会阴部有缝线者，应每日检查切口有无红肿、硬结及分泌物。

6. 观察情绪变化 产后3~10日，在经历妊娠及分娩的激动与紧张后，产妇精神疲惫，加之对哺育新生儿的担心，以及产褥期的不适等，均可造成产妇情绪不稳定，可表现为轻度抑郁。

7. 乳房护理 推荐母乳喂养、按需哺乳，母婴同室。做到早接触、早吸吮，产后半小时开始哺乳。哺乳前清洁乳房、乳头及双手，找到最合适的体位，一手拇指放在乳房上方，余四指放在乳房下方，将乳头及大部分乳晕放入新生儿口中，防止乳房堵塞新生儿鼻孔。吸空一侧乳房后再吸吮另一侧。哺乳后将新生儿抱起轻拍背部，排出胃内空气以防止吐奶。

如发生乳胀，哺乳前热敷乳房，按摩乳房，频繁哺乳，排空乳房。如出现乳汁不足，适当调整饮食，喝营养丰富的汤汁。乳头皲裂轻者可继续哺乳，哺乳前热敷，挤出少许乳汁，使乳晕变软，以利于新生儿含吮。哺乳完毕后挤出少许乳汁涂于乳头并保持干燥。皲裂严重应停止哺乳，将乳汁挤出或吸出后喂给新生儿。

8. 预防中暑 产褥期因高温环境使体内余热不能及时散发，引起中枢性体温调节功能障碍的急性热病，称产褥中暑（puerperal heat stroke），表现为高热、水电解质紊乱、循环衰竭和神经系统功能损害等。故居室应通风换气，避免室温过高，产妇衣着以宽大透气、散热舒适为宜。

课后练习题

一、选择题

1. 产后第4天双乳房胀，乳汁排流不畅，最常见的原因是
   A. 进食少
   B. 卧床不动
   C. 未给新生儿早吸吮、多吸吮
   D. 未及早按摩乳房
   E. 乳头凹陷
2. 正常产褥期为产后
   A. 2周　　B. 4周　　C. 6周
   D. 8周　　E. 10周
3. 产后最初的24小时内，体温不超过
   A. 37 ℃　　B. 37.5 ℃　　C. 38 ℃
   D. 38.5 ℃　　E. 39 ℃

4. 产后宫缩痛一般出现在产后

A. 1~2 天　　B. 2~3 天　　C. 3~4 天

D. 1 天　　E. 2 天

5. 分娩结束时子宫重量为

A. 1000 g　　B. 1100 g　　C. 900 g

D. 950 g　　E. 1200 g

二、简答题

1. 产褥期定义是什么？
2. 恶露可分为哪几类？

三、病例分析题

25 岁初产妇，足月会阴侧切顺产。产后 3 日，下腹阵痛明显，T 37.5 ℃。双侧乳房胀痛，无明显压痛，WBC 14×10^9/L，宫底位于脐下 2 横指，下腹无压痛，阴道分泌物不多，无异味，小便正常，该病例最可能的诊断是什么？应该进行哪些处理？

（北京市密云区医院　翟雅楠　王允锋）

第三章 异位妊娠、流产、早产

【实习目的】

1. 掌握异位妊娠、流产的诊断、鉴别诊断及处理；流产病程发展的不同阶段的临床表现和处理方法；早产的治疗及预防。

2. 熟悉异位妊娠的临床表现及各种辅助诊断方法；早产的诊断及预测方法。

3. 了解早产的定义；早产的常见原因。

【实习内容】

1. 输卵管妊娠的临床表现，各种辅助诊断方法如经阴道穹后部穿刺、血或尿的 HCG 测定、超声检查、诊断性刮宫等，治疗原则及临床处理。

2. 异位妊娠与流产、黄体破裂、盆腔炎的鉴别。

3. 流产的不同类型和临床表现及处理。

4. 早产的定义和发生早产的常见原因。

5. 早产的诊断和预测方法。

6. 早产的治疗措施。

【实习方法】

1. 实习学生由一名教师带教。

2. 带教老师选择合适的患者和病例，由带教老师讲解收集资料的过程。

3. 在带教老师指导下学习并掌握检查方法。

4. 病例讨论、带教老师总结。

5. 如没有合适的患者，教师准备 2 份病历、病历分析，结合临床病历讲课。

第一节 异位妊娠

一、临床表现

1. 症状 异位妊娠典型症状为停经后腹痛与阴道流血。异位妊娠好发部位如图 3–1 所示。

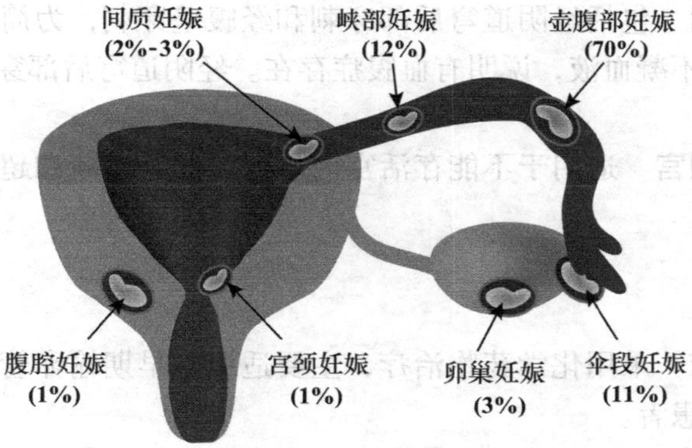

图 3-1　异位妊娠好发部位

（1）停经：多有 6~8 周的停经史。

（2）腹痛：是输卵管妊娠患者的主要症状，占 95%。

（3）阴道流血：占 60%~80%。

（4）晕厥与休克。

（5）腹部包块。

2. 体征

（1）一般情况：当腹腔出血不多时，血压可代偿性轻度升高；当腹腔内出血较多时，可出现血压下降，脉搏变快、变弱，面色苍白。

（2）腹部检查：腹部有压痛，呈明显的反跳痛，以病侧最为显著。腹腔内出血量多时，可出现移动性浊音体征，出血缓慢者或就诊较晚者形成血肿，可在腹部摸到半实质感、有压痛的包块。

（3）盆腔检查：阴道内常有少量出血，来自子宫腔。阴道穹后部常饱满，触痛。子宫颈有明显的抬举痛，即将子宫颈向上或向左右轻轻触动时，患者即感剧烈疼痛。内出血多者，检查时常觉子宫有漂浮感。子宫正常大或稍大，稍软。子宫之一侧可触及胀大的输卵管。

二、诊断

1. 测定人绒毛膜促性腺激素（HCG） 异位妊娠时，患者体内 HCG 水平较宫内妊娠低。连续测定血 HCG，若倍增时间大于 7 日，异位妊娠可能性极大。

2. 孕酮测定　血清孕酮的测定对判断正常妊娠胚胎的发育情况有帮助。

3. 超声检查　已成为诊断输卵管妊娠的主要方法之一。典型声像图为：子宫内未见妊娠囊，子宫内膜增厚；子宫旁一侧见边界不清、回声不均的混合性包块，有时子宫旁包块内可见妊娠囊、胚芽及原始心管搏动，是输卵管妊娠的直接证据，直肠子宫陷凹处有积液。

4. 腹腔镜检查　是异位妊娠诊断的金标准，可同时手术。

5. 腹腔穿刺 包括经阴道穹后部穿刺和经腹壁穿刺，为简单可靠的诊断方法，抽出暗红色不凝血液，说明有血腹症存在。经阴道穹后部穿刺阴性不能排除输卵管妊娠。

6. 诊断性刮宫 适用于不能存活宫内妊娠的鉴别诊断和超声检查不能确定妊娠部位者。

三、治疗

1. 药物治疗 采用化学药物治疗，主要适用于早期输卵管妊娠、要求保存生育能力的年轻患者。

符合下列条件可采用此法：①无药物使用禁忌证；②输卵管妊娠未发生破裂；③妊娠囊直径＜ 4 cm；④血 HCG ＜ 2000 IU/L；⑤无明显内出血。

主要禁忌证为：①生命体征不稳定；②异位妊娠破裂；③妊娠囊直径≥ 4 cm 或≥ 3.5 cm，伴胎心搏动。

药物治疗一般采用全身用药，亦可采用局部用药。全身用药常用甲氨蝶呤（MTX）。

2. 手术治疗 分为保守手术和根治手术。保守手术为保留患侧输卵管，根治手术为切除患侧输卵管。

手术治疗适用于：①生命体征不稳定或有腹腔内出血征象者；②诊断不明确者；③异位妊娠有进展者（如血 HCG ＞ 3000 IU/L 或持续升高、有胎心搏动、附件区大包块等）；④随诊不可靠者；⑤药物治疗禁忌证或无效者。

3. 期待治疗 适用于病情稳定、血清 HCG 水平较低（＜ 1500 IU/L）且呈下降趋势。期待治疗必须向患者说明病情及征得同意。

四、异位妊娠与流产、黄体破裂、阑尾炎、卵巢囊肿蒂扭转的鉴别

（一）早期妊娠流产

流产腹痛为阵发性，一般阴道流血量多。阴道流血多少与全身失血症状相符合，有时可见绒毛排出。腹部无压痛或稍有压痛，一般无反跳痛，无移动性浊音。阴道检查子宫颈无举痛，阴道穹后部不饱满，子宫大小与闭经月数相符，子宫旁无包块。血、尿 HCG 多为阳性，B 超检查宫腔内见妊娠囊，或排出组织见到绒毛。

（二）急性阑尾炎

无闭经及早孕现象，无阴道流血。腹痛多由上腹部开始，然后局限于右下腹部，常伴有恶心、呕吐，无内出血症状。检查右下腹肌紧张，阑尾点压痛、反跳痛，无移动性浊音。阴道检查子宫颈无举痛，子宫正常大。血、尿 HCG 检查阴性，可有发热，白细胞计数增多。

（三）卵巢囊肿蒂扭转

有腹部包块史，如扭转自行缓解，腹痛为一过性；扭转后形成囊内出血，则腹痛呈持续性，但压痛、反跳痛仅局限于包块上及其周围。无移动性浊音。阴道检查子宫旁有压痛性囊肿。无闭经史及早孕现象，无阴道流血史，但应注意早孕

往往促使已存在的卵巢瘤蒂扭转。

（四）黄体破裂

多发生在月经前期，且往往发生在性交之后，而无闭经史及早孕现象，无阴道流血，腹痛性质及体征同输卵管妊娠破裂，血尿 HCG 检查阴性，B 超检查可见附件区包块。

课后练习题

一、选择题

1. 输卵管妊娠最常见的原因是

A. 输卵管发育异常　　B. 子宫内膜异位症

C. 慢性输卵管炎　　D. 输卵管结扎手术后

E. 宫内节育器放置后

2. 输卵管妊娠的发病部位最多见于

A. 输卵管峡部　　B. 输卵管壶腹部

C. 输卵管伞部　　D. 输卵管间质部

E. 输卵管峡部、壶腹部之间

3. 异位妊娠常见的着床部位是

A. 卵巢　　B. 输卵管

C. 子宫颈　　D. 子宫角

E. 腹腔

二、简答题

输卵管妊娠破裂或流产的临床表现有哪些？

三、病例分析题

患者，女，26 岁，因“停经 50 余天，间断性阴道流血 3 天，下腹疼痛 1 天”来诊。患者平素月经规律（初潮 13 岁，周期 28 天，经期 4~5 天），末次月经 2020 年 2 月 14 日，量可，痛经（+），尤以月经第一天为重，痛经时伴恶心，患者自诉停经 30 余天自测尿妊娠试验弱阳性，后出现间断性阴道流血，量不多，无下腹痛及恶心、呕吐等不适。自诉未见异常组织自阴道排出。

1. 患者目前可能诊断考虑有哪些？需要进一步检查的项目有哪些？

2. 3 天前患者无明显诱因出现下腹痛，呈钝痛，伴轻微恶心、呕吐（大量胃内容物），有头晕、心慌等不适，伴寒战，就诊当地医院。行 B 超检查：右侧卵巢旁探及大小约 3.6 cm × 2.6 cm × 1.9 cm 混合回声区，直肠子宫陷凹探及深约 3.8 cm × 2.3 cm 不规则液性暗区，血 HCG：10 222 IU/ml。根据补充病史，需要考虑的诊断是什么？进一步的检查有哪些？

3. 经阴道穹后部穿刺抽出暗红色不凝血，患者既往无生育史，血压、心率无异常，查体下腹肌稍紧张，右下腹轻压痛，妇科检查右附件区未及明显包块，轻压痛。血常规、凝血功能未见明显异常。进一步治疗应考虑哪些措施？

4. 根据目前患者的情况，可选择的手术治疗的方式有哪些？

（首都医科大学附属北京潞河医院　高　洁　赵　娟）

第二节　流　产

一、流产分型及临床表现

1. 先兆流产（threatened abortion） 表现为妊娠伴少量阴道出血，轻度腹痛和腰酸。妇科检查发现子宫大小与妊娠月份相符，宫口未开，仍可继续妊娠；如果阴道出血量增多或下腹痛加剧，可发展为难免流产。

2. 难免流产（inevitable abortion） 阴道出血量增多，超过月经量，阵发性腹痛加剧，宫口已开大，甚至宫口已见到胚胎组织或胎盘，子宫大小与停经周数基本相符或略小。

3. 不全流产（incomplete abortion） 难免流产继续发展，部分妊娠物排出，部分存留宫腔内；患者腹痛减轻，子宫收缩欠佳，可导致阴道出血多，甚至发生休克。妇科检查发现宫口已扩张，宫口有妊娠物堵塞及持续性血液流出，子宫小于停经周数。

4. 完全流产（complete abortion） 妊娠产物已完全排出，阴道出血逐渐减少，腹痛逐渐减轻，宫口渐关闭，子宫接近正常大小。

5. 流产的三种特殊情况 稽留流产、复发性流产及流产合并感染。

（1）稽留流产（missed abortion）：指胚胎或胎儿已死亡，滞留于宫腔内尚未自然排出者，亦称为过期流产或胎停育。临床表现为早孕经过或有过先兆流产的症状，此后子宫不再增大反而缩小，早孕反应消失。如果已至中期妊娠，孕妇腹部不见增大，胎动消失。妇科检查可见宫口关闭，子宫较孕月小。

（2）复发性流产（recurrent spontaneous abortion）：指与同一性伴侣连续发生3次或3次以上的自然流产。但大多数专家认为连续发生2次自然流产即应重视。

（3）流产合并感染（septic abortion）：指流产合并宫腔、盆腔甚至全身感染，常为厌氧菌及需氧菌混合感染。

二、流产处理

1. 先兆流产 禁止性生活，多卧床休息。对黄体功能不全者，给予孕酮或HCG。

2. 难免流产　一旦确诊，应尽早使胚胎及胎盘组织完全排出母体，应及时行清宫术，仔细检查妊娠物，并送病理检查，同时应给予抗生素预防感染。

3. 不全流产　应及时行吸宫术或钳刮术，清除宫腔内残留组织，术中可适当应用缩宫素，术后给予抗生素预防感染。

4. 完全流产　常规送检排出物进行病理检查。若流产症状消失，B 超检查证实宫腔内无残留物，一般不做特殊处理；若失血量较多，可适当进行补液、抗感染、纠正贫血治疗。

5. 稽留流产　处理较困难。应注意了解凝血功能，有 DIC 表现时按 DIC 处理，并尽早排出胎儿。若子宫小于 12 周，可行钳刮术或吸刮术。

6. 复发性流产　对于染色体异常的夫妇，应于孕前进行遗传咨询，确定是否可以妊娠。女方通过妇科检查、子宫输卵管造影及腹腔镜检查，明确子宫有无畸形与病变，有无宫颈内口松弛等，可根据具体情况进行相应治疗。

7. 流产合并感染　治疗原则是控制感染的同时尽快清除宫内残留物。如果阴道出血不多，可先选用广谱抗生素 2~3 天，待感染控制后再行刮宫术。

课后练习题

一、选择题

1. 关于流产的临床过程正确的是
   A. 妊娠 8 周前的流产，多为不全流产
   B. 妊娠 8~12 周的流产，多为完全流产
   C. 难免流产时妊娠试验均为阴性
   D. 难免流产是由不全流产发展而来
   E. 不全流产容易发生失血性休克
2. 关于流产的概念正确的是
   A. 流产是指妊娠小于 24 周妊娠、胎儿体重小于 800 g 而终止者
   B. 先兆流产是指原因消除妊娠仍能继续者
   C. 难免流产是指继续妊娠仅有部分可能者
   D. 不全流产是指宫口已开并见胎囊堵塞于宫口内者
   E. 习惯性流产是指流产连续发生 2 次或 2 次以上者

二、简答题

先兆流产和难免流产的鉴别要点有哪些？

三、病例分析题

张某，女，34 岁，停经 9^+ 周，阴道少量出血 5 天，大量出血伴下腹胀痛 1 天，

昨日起畏寒、发热。查体：BP 100/60 mmhg，P 102 次 / 分，T 38.2 ℃，神清，面色苍白。妇科检查：外阴有活动性流血。子宫孕 50 天大小，压痛明显。宫口检查可容 1 指，有组织堵塞。双侧附件（-）。化验：Hb 88 g/L，WBC 18×10^9/L，N 0.85。

1. 该病例最可能的诊断是什么？
2. 该病例诊断依据是什么？
3. 如何对该病例进行处理？

（首都医科大学附属北京潞河医院　高　洁　赵　娟）

第三节　早　产

妊娠满 28 周而不足 37 周间分娩者为早产，在我国，早产占分娩总数的 5%~15%。

一、早产的分类及原因

早产按原因可分为 3 类：自发性早产（spontaneous preterm labor）、未足月胎膜早破早产（preterm premature rupture of membranes，PPROM）和治疗性早产（preterm birth for medical and obstetrical indications）。

1. 自发性早产　最常见的类型，约占 45%。发生的机制主要为：①孕酮撤退；②缩宫素作用；③蜕膜活化。

自发性早产的高危因素包括：早产史、妊娠间隔短于 18 个月或大于 5 年、早孕期有先兆流产（阴道流血）、宫内感染（主要为解脲支原体和人型支原体）、细菌性阴道病、牙周病、不良生活习惯（如每日吸烟 10 支、酗酒）、贫困和低教育人群、孕期高强度劳动、子宫过度膨胀（如羊水过多、多胎妊娠）及胎盘因素（前置胎盘、胎盘早剥、胎盘功能减退等），近年发现某些免疫调节基因异常可能与自发性早产有关。

2. 未足月胎膜早破早产　病因及高危因素包括：胎膜早破（PROM）史、体重指数（BMI）＜ 19.8 kg/m^2、营养不良、吸烟、宫颈功能不全、子宫畸形（如中隔子宫、单角子宫、双角子宫等）、宫内感染、细菌性阴道病、子宫过度膨胀、辅助生殖技术受孕等。

3. 治疗性早产　由于母体或胎儿的健康原因不允许继续妊娠，在未足 37 周时采取引产或剖宫产终止妊娠，即为治疗性早产。终止妊娠的常见指征有：子痫前期、胎儿窘迫、胎儿生长受限、羊水过少或过多、胎盘早剥、妊娠合并症（如慢性高血压、糖尿病、心脏病、肝病、急性阑尾炎、肾病等）、前置胎盘出血、其他不明原因产前出血、血型不合溶血及胎儿先天缺陷等。

二、早产的预测方法

1. 经阴道超声测量宫颈长度 妊娠 24 周前阴道超声测量宫颈管长度< 2.5 cm，或宫颈内口漏斗形，提示早产风险增大（图 3–2）。

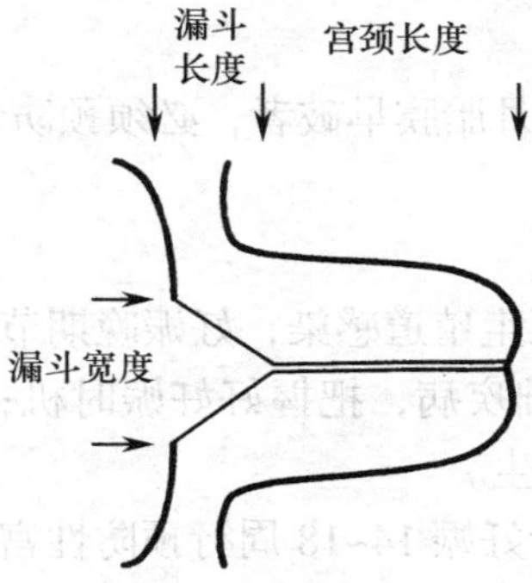

图 3–2　超声测量宫颈长度剖面示意图

2. 宫颈分泌物检测 胎儿纤维连接蛋白（fFN）在妊娠期 25~35 周检测，若检测 fFN 阴性，则该孕妇在 1 周内不会早产的可能性为 97%。应注意，妊娠 35 周以后 fFN 阳性没有临床意义。注意应在结合消毒阴道检查前进行 fFN 检测，且 24 小之内同房史或阴道出血都可以导致假阳性治疗；在妊娠满 28 周至满 37 周前出现宫缩≥ 6 次 / 小时，fFN 阳性，经阴道测量宫颈长度≤ 20 mm 者应留院治疗。

三、早产的临床表现及诊断

早产的主要临床表现是子宫收缩，最初为不规则宫缩，常伴有少许阴道流血或血性分泌物，以后可发展为规则宫缩，其过程与足月临产相似。临床上，早产可分为先兆早产和早产临产两个阶段。先兆早产（threatened preterm labor）指有规则或不规则宫缩，伴有宫颈管进行性缩短。早产临产（preterm labor）需符合下列条件：①出现规则宫缩（20 分钟≥ 4 次，或 60 分钟≥ 8 次），伴有宫颈的进行性改变；②宫颈扩张 1 cm 以上；③宫颈容受≥ 80%。诊断早产一般并不困难，但应与妊娠晚期出现的生理性子宫收缩（Braxton Hicks contractions）相鉴别。生理性子宫收缩一般不规则、无痛感，且不伴有宫颈管缩短和宫口扩张等改变，也称为假早产（false preterm labor）。

四、早产的治疗

1. 治疗原则 胎儿存活，无胎儿窘迫，胎膜未破，应抑制宫缩，使妊娠继续。胎膜已破，早产不可避免，应设法提高早产儿存活率。

2. 治疗措施 若胎膜完整，在母胎情况允许时尽量保胎至 34 周。具体措施包括：

（1）卧床休息。

（2）促胎肺成熟治疗：妊娠＜ 34 周，1 周内有可能分娩的孕妇，应使用糖皮质激素促胎肺成熟。

（3）抑制宫缩治疗：如 β 受体激动剂、硫酸镁、阿托西班、钙通道阻滞剂、前列腺素合成酶抑制剂等。

（4）控制感染：对未足月胎膜早破者，必须预防性使用抗生素。

五、早产的预防

1. 积极筛查和治疗泌尿生殖道感染，妊娠晚期节制性生活，预防胎膜早破。

2. 妊娠前积极治疗基础疾病，把握好妊娠时机；妊娠后积极预防各种妊娠合并症的恶化及并发症的发生。

3. 宫颈内口松弛者宜于妊娠 14~18 周行预防性宫颈内口环扎术。

课后练习题

一、选择题

1. 在我国早产定义为

A. 妊娠满 28 周至不足 37 周间分娩者

B. 妊娠满 24 周至不足 37 周间分娩者

C. 妊娠满 28 周至不足 40 周间分娩者

D. 妊娠满 24 周至不足 40 周间分娩者

E. 妊娠满 28 周至不足 36 周间分娩者

2. 以下不是早产原因的是

A. 宫颈功能不全　　B. 子宫内膜异位症

C. 生殖道感染　　D. 羊水过多

E. 子痫前期

3. 早产治疗中下列不属于子宫收缩抑制剂的是

A. 盐酸利托君　　B. 地塞米松

C. 硝苯地平　　D. 阿托西班

E. 硫酸镁

4. 宫颈环扎术的孕周范围建议在

A. 11~12 周　　B. 12~14 周

C. 13~15 周　　D. 12~15 周

E. 13~16 周

5. 早产治疗中，以下需要使用糖皮质激素促胎肺成熟的是

A. ＜37 周　　B. ＜36 周

C. ＜35 周　　D. ＜34 周

E. 以上均对

二、简答题

1. 简述先兆早产的治疗方案。
2. 先兆早产患者终止妊娠的指征有哪些？

三、病例分析题

孕妇 ××，女，32 岁，孕 4 产 0，因孕 34 周，下腹坠痛半天于 2020 年 4 月 2 日入院。

平素月经规律，LMP 2019 年 8 月 12 日，孕期平顺，在本院产前检查 5 次，无明显异常。半日来出现规律下腹坠痛，渐加重，5 分钟一阵，有少许血性分泌物，无阴道流液。

既往：2016 年至 2018 年间药物流产 3 次。否认慢性病史，否认药物过敏史。

查体：BP 100/70 mmHg，P 78 次 / 分，R 18 次分，T 36.2 ℃。一般情况好，心肺听诊正常，双下肢无水肿。

产科检查：宫高 25 cm，腹围 95 cm，腹软，可触及宫缩，持续 30 秒，间隔 4~5 分钟，强度（+），胎儿头位，胎头入盆，胎心率 140 次 / 分，估计胎儿体重 2300 g。骨盆各径线正常，宫颈软，消失，宫口 2 cm，先露 S–2。

1. 该病例应如何诊断？诊断依据是什么？
2. 该病例应如何治疗？

（北京市密云区医院　孔　玲　王允锋）

第四章 妊娠并发症、妊娠合并内科疾病

【实习目的】

1. 掌握妊娠期高血压分期及各期的临床表现、诊断方法和治疗原则。

2. 熟悉妊娠期糖尿病的诊断、处理及对母胎的影响；妊娠期高血压的防治措施和处理原则。

3. 了解妊娠伴有心脏病时两者间的相互关系，影响母儿预后的因素。

【实习内容】

1. 妊娠期高血压各期的临床表现、症状、体征及根据临床表现进行各种辅助检查来确定诊断。

2. 妊娠期高血压及其并发症的处理方法和产科处理原则。

3. 妊娠期糖尿病的诊断标准、妊娠期糖尿病的饮食调整和胰岛素治疗。

4. 伴有心脏病孕妇在孕期、分娩期和产褥期心力衰竭的预防与治疗。

【实习方法】

1. 实习学生由一名教师带教。

2. 带教老师选择合适的患者和病例，由带教老师讲解收集资料的过程。

3. 在带教老师指导下学习检查方法。

4. 病例讨论、带教老师总结。

5. 如没有合适的患者教师准备2份病历、病历分析，结合临床病历开展小讲课。

第一节 妊娠期高血压

一、分类及临床表现

（一）妊娠期高血压概念

妊娠20周后首次出现高血压，收缩压≥140 mmHg和（或）舒张压≥90 mmHg，于产后12周内恢复正常；尿蛋白检测阴性，产后方可确诊。

（二）子痫前期－子痫

1. 子痫前期 妊娠20周后出现收缩压≥140 mmHg和（或）舒张压≥90 mmHg，

且伴有下列任一项：尿蛋白≥ 0.3 g/24 h，或尿蛋白 / 肌酐比值≥ 0.3，或随机尿蛋白≥（+）（无法进行尿蛋白定量时的检查方法）；无蛋白尿但伴有以下任何一种器官或系统受累：心、肺、肝、肾等重要器官，或血液系统、消化系统、神经系统的异常改变，胎盘 – 胎儿受到累及等。

2. 重度子痫前期　血压和尿蛋白持续升高，发生母体脏器功能不全或胎儿并发症。出现下述任一表现可诊断为重度子痫前期：

（1）血压持续升高：收缩压≥ 160 mmHg 和（或）舒张压≥ 110 mmHg；

（2）尿蛋白≥ 5.0 g/24 h 或随机尿蛋白≥（+++）；

（3）持续性头痛、视觉障碍或其他中枢神经系统异常表现；

（4）持续性上腹部疼痛及肝包膜下血肿或肝破裂表现；

（5）肝酶异常：血丙氨酸转氨酶（ALT）或天冬氨酸转氨酶（AST）水平升高；

（6）肾功能受损：少尿（24 小时尿量＜ 400 ml 或每小时尿量＜ 17 ml），或血肌酐＞ 106 μmol/L；

（7）低蛋白血症伴胸腔积液或腹水；

（8）血液系统异常：血小板计数呈持续性下降并低于 100×10^9/L，微血管内溶血（表现有贫血、黄疸或血乳酸脱氢酶水平升高）；

（9）心力衰竭、肺水肿；

（10）胎儿生长受限或羊水过少；

（11）早发型子痫前期即妊娠 34 周以前发病者。

3. 子痫　子痫前期基础上发生不能用其他原因解释的抽搐。

（三）妊娠合并慢性高血压

既往存在的高血压或在妊娠 20 周前发现收缩压≥ 140 mmHg 和（或）舒张压≥ 90 mmHg，妊娠期无明显加重；或妊娠 20 周首次诊断高血压并持续到产后 12 周以后。

（四）慢性高血压并发子痫前期

慢性高血压孕妇，孕 20 周前无蛋白尿，孕 20 周后出现尿蛋白≥ 0.3 g/24 h 或随机尿蛋白≥（+）；或孕 20 周前有蛋白尿，孕 20 周后尿蛋白定量明显增加；或出现血压进一步升高等上述重度子痫前期的任何一项表现。

二、诊断

1. 病史　有本病高危因素及上述临床表现，特别注意有无头痛、视力改变、上腹不适等。

2. 高血压　收缩压≥ 140 mmHg 和（或）舒张压≥ 90 mmHg 定义为高血压。若初测血压有升高，应间隔 4 小时或 4 小时以上再测。

3. 蛋白尿　凡 24 小时尿蛋白定量≥ 0.3 g 或随机尿蛋白≥ 3.0 g/L 或尿蛋白定性≥（+）定义为蛋白尿。

4. **辅助检查**

（1）妊娠期高血压：应注意进行以下常规检查和必要时的复查：①血常规；②尿常规；③肝功能；④肾功能；⑤心电图；⑥产科超声检查；⑦胎心监测。

（2）子痫前期及子痫：视病情发展和诊治需要应酌情增加以下检查项目。① 眼底检查；②血电解质；③超声等影像学检查肝、肾等脏器及胸腔积液和腹水情况；④ 动脉血气分析；⑤心脏彩超及心功能测定；⑥超声检查胎儿生长发育指标；⑦ 头颅 CT 或 MRI 检查。另加各种凝血功能监测。

三、鉴别诊断

1. 妊娠期高血压应与妊娠合并原发性高血压或慢性肾炎等相鉴别。

2. 子痫应与癫痫、脑出血、癔症、糖尿病所致的酮症酸中毒或高渗性昏迷、低血糖昏迷等相鉴别。

四、治疗

1. 治疗目的 预防重度子痫前期及子痫的发生，降低母儿病死率，改善妊娠结局。

2. 治疗的基本原则

（1）妊娠期高血压：休息、镇静、监测母胎情况，酌情降压治疗。

（2）子痫前期：预防抽搐，有指征地降压、利尿、镇静，密切监测母胎情况，预防和治疗严重并发症，适时终止妊娠。

（3）子痫：控制抽搐，病情稳定后终止妊娠，预防并发症。

（4）妊娠合并慢性高血压：以降压治疗为主，注意预防子痫前期的发生。

（5）慢性高血压并发子痫前期：兼顾慢性高血压和子痫前期的治疗。

（一）一般治疗

1. 居家或住院治疗 妊娠期高血压孕妇可居家或住院治疗；非重度子痫前期孕妇应评估后决定是否住院治疗；重度妊娠期高血压、重度子痫前期及子痫孕妇均应住院监测和治疗。

2. 休息和饮食 应注意休息，以侧卧位为宜；保证摄入足量的蛋白质和热量；适度限制食盐摄入。

3. 镇静 保证充足睡眠，必要时可睡前口服地西泮 2.5~5.0 mg。

（二）降压治疗

1. 治疗目的和指征 降压治疗的目的是预防心脑血管意外和胎盘早剥等严重母胎并发症。

降压治疗指征：收缩压≥ 160 mmHg 和（或）舒张压≥ 110 mmHg 的高血压孕妇应进行降压治疗；收缩压≥ 140 mmHg 和（或）舒张压≥ 90 mmHg 的高血压患者也可应用降压药。

2. 目标血压 孕妇未并发器官功能损伤，收缩压控制在 130~155 mmHg 为宜，舒张压应控制在 80~105 mmHg；孕妇并发器官功能损伤，则收缩压应控制在 130~139 mmHg，舒张压应控制在 80~89 mmHg。

3. 常用降压药物　肾上腺素受体阻滞剂、钙通道阻滞剂及中枢性肾上腺素能神经阻滞剂等药物，如拉贝洛尔、硝苯地平，酚妥拉明、硝酸甘油、尼卡地平。

（三）硫酸镁防治子痫

硫酸镁是子痫治疗的一线药物，也是重度子痫前期预防子痫发作的预防用药。对于非重度子痫前期的患者也可酌情考虑应用硫酸镁。

1. 硫酸镁用法　静脉用药负荷剂量为 2.5~5.0 g，溶于 10% 葡萄糖溶液 20 ml 缓慢静脉注射（15~20 分钟），或 5% 葡萄糖溶液 100 ml 快速静脉滴注，继而 1~2 g/h 静脉滴注维持。24 小时硫酸镁总量 25~30 g。

2. 使用硫酸镁的注意事项　使用硫酸镁的必备条件：①膝腱反射存在；②呼吸≥ 16 次 / 分钟；③ 尿量≥ 17 ml/h（即≥ 400 ml/d）；④备有 10% 葡萄糖酸钙。镁离子中毒时停用硫酸镁并缓慢（5~10 分钟）静脉注射 10% 葡萄糖酸钙 10 ml。

（四）镇静药物的应用

应用镇静药物的目的是缓解孕产妇的精神紧张、焦虑症状，改善睡眠，预防并控制子痫。

1. 地西泮　2.5~5.0 mg 口服，2~3 次 / 天，或者睡前服用；必要时地西泮 10 mg 肌内注射或静脉注射（＞ 2 分钟）。

2. 苯巴比妥　镇静时口服剂量为 30 mg，3 次 / 天，控制子痫时肌内注射 0.1 g。

3. 冬眠合剂　冬眠合剂由氯丙嗪（50 mg）、哌替啶（100 mg）和异丙嗪（50 mg）3 种药物组成，通常以 1/3~1/2 量肌内注射，或以半量加入 5% 葡萄糖溶液 250 ml 静脉滴注。

（五）利尿剂的应用

子痫前期孕妇不主张常规应用利尿剂，仅当孕妇出现全身性水肿、肺水肿、脑水肿、肾功能不全、急性心力衰竭时，可酌情使用呋塞米等快速利尿剂。甘露醇主要用于脑水肿，甘油果糖适用于肾功能有损害的孕妇。

（六）促胎肺成熟

孕周＜ 34 周的子痫前期患者，预计 1 周内可能分娩者均应接受糖皮质激素促胎肺成熟治疗。

（七）分娩时机和方式

子痫前期孕妇经积极治疗，而母儿状况无改善或者病情持续进展的情况下，终止妊娠是唯一有效的治疗措施。

1. 终止妊娠时机

（1）妊娠期高血压、病情未达重度子痫前期孕妇可期待至孕 37 周以后。

（2）重度子痫前期孕妇：妊娠不足 24 周孕妇经治疗病情危重者建议终止妊

娠。孕 26 周至不满 28 周患者根据母儿情况及当地母儿诊治能力决定是否可以行期待治疗。孕 28~34 周，如病情不稳定，经积极治疗病情仍加重，应终止妊娠；如病情稳定，可以考虑期待治疗，并建议转至具备早产儿救治能力的医疗机构。大于孕 34 周孕妇，可考虑终止妊娠。

（3）子痫：控制病情后 2 小时即可考虑终止妊娠。

2. 终止妊娠的方式：妊娠期高血压孕妇，如无产科剖宫产指征，原则上考虑阴道试产。但如果不能短时间内阴道分娩，病情有可能加重，可考虑放宽剖宫产的指征。

3. 分娩期间的注意事项

（1）密切观察自觉症状；

（2）监测血压并继续降压治疗，应将血压控制在＜ 160/110 mmHg；

（3）监测胎心率变化；

（4）积极预防产后出血；

（5）产时、产后不可应用任何麦角新碱类药物。

（八）子痫的处理

子痫发作时应进行紧急处理。

1. 一般急诊处理　子痫发作时应预防患者坠地外伤、唇舌咬伤，须保持气道通畅，维持呼吸、循环功能稳定，密切观察生命体征、尿量（留置导尿管监测）等。避免声、光等一切不良刺激。

2. 控制抽搐　硫酸镁是治疗子痫及预防复发的首选药物。

3. 控制血压和监控并发症　脑血管意外是子痫患者死亡的最常见原因，应控制血压，纠正缺氧和酸中毒（吸氧，适量 4% 碳酸氢钠纠正酸中毒），并进行监控，预防并发症的发生。

4. 适时终止妊娠　子痫患者抽搐控制后即可考虑终止妊娠。

（九）产后处理

重度子痫前期孕妇产后应继续使用硫酸镁至少 24 小时，预防产后子痫；注意产后迟发型子痫前期及子痫（发生在产后 48 小时后的子痫前期及子痫）的发生。

第二节　妊娠期糖尿病

一、妊娠期糖尿病的诊断依据

妊娠期间的糖尿病包括两种情况：一种是妊娠前已有糖尿病，称为糖尿病合并妊娠；另一种是妊娠后首次发现或发病的糖尿病，称为妊娠期糖尿病。

（一）糖尿病合并妊娠的诊断

符合以下 2 项中任意一项者，可确诊为糖尿病合并妊娠，即妊娠前糖尿病

（pregestational diabetes mellitus，PGDM）。

1. 妊娠前已确诊为糖尿病的患者。

2. 妊娠前未进行过血糖检查的孕妇，尤其存在糖尿病高危因素者：空腹血糖（FPG）≥ 7.0 mmol/L（126 mg/dl）；糖化血红蛋白（HbA1c）≥ 6.5%；伴有典型的高血糖症状或高血糖危象，同时随机血糖≥ 11.1 mmol/L（200 mg/dl）。

（二）妊娠期糖尿病（GDM）的诊断

推荐医疗机构对所有尚未被诊断为 PGDM 或 GDM 的孕妇，在妊娠 24~28 周及 28 周后首次就诊时行糖耐量试验（OGTT）。

75 g OGTT 的诊断标准：服糖前及服糖后 1 小时和 2 小时进行血糖检测，3 项血糖值应分别低于 5.1、10.0、8.5 mmol/L（92、180、153 mg/dl）。任何一项血糖值达到或超过上述标准即诊断为 GDM。

二、处理

（一）糖尿病孕妇的管理

1. 妊娠期血糖控制满意标准 孕妇无明显饥饿感，空腹血糖控制在 3.3~5.3 mmol/l，餐前 30 分钟 3.3~5.3 mmol/l，餐后 2 小时 4.4~6.7 mmol/l，夜间 4.4~6.7 mmol/l。

2. 医学营养治疗 饮食控制很重要。

3. 药物治疗 通过生活方式的干预不能达标的 GDM 患者首先推荐应用胰岛素控制血糖。

4. 妊娠期糖尿病酮症酸中毒的处理 在监测血气、血糖、电解质并给予相应治疗的同时，主张应用小剂量胰岛素 0.1 U/（kg·h）静脉滴注。

（二）分娩时机

1. 不需要胰岛素治疗的 GDM 孕妇，无母儿并发症的情况下，严密监测到预产期，未自然临产者采取措施终止妊娠。

2. 妊娠前糖尿病及需胰岛素治疗的 GDM 者，如血糖控制良好，严密监测下妊娠 39 周终止妊娠；血糖控制不满意者及时收入院。

3. 有母儿合并症者，血糖控制不满意，伴血管病变、合并重度子痫前期、严重感染、胎儿生长受限、胎儿窘迫，严密监护下，适时终止妊娠。

（三）分娩方式

糖尿病不是剖宫产的指征，决定阴道分娩者，应制订产程中分娩计划。

选择性剖宫产手术指征：糖尿病伴微血管病变及其他产科指征。

（四）分娩期处理

1. 一般处理 注意休息、镇静，给予适当饮食，严密观察血糖、尿糖及酮体变化，及时调整胰岛素用量，加强胎儿监护。

2. 阴道分娩 临产后仍采用糖尿病饮食，产程中一般应停用皮下注射胰岛素，根据产程中测得的血糖值调整并改用静脉输入胰岛素。

3. 剖宫产 在手术前1日停止应用晚餐前精蛋白锌胰岛素，手术日停止皮下注射所有胰岛素，一般在早晨监测血糖及尿酮体。根据空腹血糖水平及每日胰岛素用量，改为小剂量胰岛素静脉滴注。术后2~4小时测血糖1次直至恢复饮食。

4. 产后处理 胰岛素用量应减少至分娩前的1/3~1/2，并根据产后空腹血糖值调整用量。

5. 新生儿处理 及时测血糖，重点防止新生儿低血糖，应在开奶的同时，定期滴服葡萄糖溶液。

第三节 妊娠合并心脏病

一、心脏病患者心功能分级

纽约心脏病协会（NYHA）依据患者生活能力状况，将心脏病患者心功能分为4级。

Ⅰ级：一般体力活动不受限制。

Ⅱ级：一般体力活动轻度受限制，活动后心悸、轻度气短，休息时无症状。

Ⅲ级：一般体力活动明显受限制，休息时无不适，轻微日常工作即感不适、心悸、呼吸困难，或既往有心力衰竭史。

Ⅳ级：一般体力活动严重受限制，不能进行任何体力活动，休息时有心悸、呼吸困难等心力衰竭表现。

二、孕前咨询

心脏病患者进行孕前咨询十分必要。根据心脏病种类、病变程度、是否需手术矫治、心功能级别及医疗条件等，综合判断耐受妊娠的能力。

1. 可以妊娠 心脏病变较轻，心功能Ⅰ～Ⅱ级，既往无心力衰竭史，亦无其他并发症者可以妊娠。

2. 不宜妊娠 心脏病变较重、心功能Ⅲ～Ⅳ级，既往有心力衰竭史、肺动脉高压、右向左分流型先天性心脏病、严重心律失常、风湿热活动期、心脏病并发细菌性心内膜炎或急性心肌炎等。

三、防治

妊娠合并心脏病孕、产妇的主要死亡原因是心力衰竭。

（一）妊娠期

1. 决定能否继续妊娠 凡不宜妊娠的心脏病孕妇应尽早终止妊娠。若已发生心力衰竭，须在心力衰竭控制后再终止妊娠。妊娠已达28周以上者，引产的危险不亚于继续妊娠，不宜施行引产。

2. 心力衰竭的预防

（1）定期产前检查，能及早发现心力衰竭的早期征象。

（2）应避免过劳及情绪激动。

（3）高蛋白、高维生素、低盐、低脂肪饮食。

（4）积极预防和及早纠正各种妨碍心功能的因素，如贫血、上呼吸道感染。

（5）动态观察心脏功能，定期进行超声心动图检查。

（6）心力衰竭的治疗：与未妊娠者基本相同。

（二）分娩期

到妊娠晚期应提前选择好适宜的分娩方式。

1. 阴道分娩　心功能Ⅰ～Ⅱ级，胎儿不大，胎位正常，宫颈条件良好者，可考虑在严密监护下经阴道分娩。

2. 剖宫产　胎儿偏大、产道条件不佳及心功能在Ⅲ级及Ⅲ级以上者，均应择期剖宫产。

（三）产褥期

产后3日内尤其24小时内仍是发生心力衰竭的危险时期，应用广谱抗生素预防感染，心功能在Ⅲ级以上者，不宜哺乳。

课后练习题

一、选择题

1. 关于糖尿病孕妇及其新生儿的叙述不正确的是

   A. 妊娠前已有糖尿病的患者妊娠，称为糖尿病合并妊娠

   B. 雌激素和孕激素增加母体对葡萄糖的利用

   C. 孕妇空腹血糖较非孕妇低，易发生低血糖及酮症酸中毒

   D. 新生儿糖尿病发生率增高

   E. 胎盘合成多种激素产生胰岛素抵抗，孕妇体内胰岛素分泌量相应增加

2. 妊娠合并糖尿病对胎儿的影响不正确的是

   A. 巨大胎儿　　B. 胎儿生长受限

   C. 流产　　D. 羊水过少

   E. 胎儿畸形

3. 妊娠合并糖尿病对孕妇的影响不正确的是

   A. 产道损伤　　B. 难产

   C. 手术产率增高　　D. 羊水过多

   E. 对妊娠期高血压的发生率无影响

4. 重度子痫前期孕妇于孕晚期出现腹痛及阴道流血，最可能的疾病为

A. Ⅲ度胎盘早剥　　B. 边缘性前置胎盘

C. 宫颈癌　　D. 子宫破裂

E. 脐带帆状附着前置血管破裂

5. 心脏病孕妇最容易发生心力衰竭的时期是

A. 妊娠 20~22 周　　B. 妊娠 24~26 周

C. 妊娠 28~30 周　　D. 妊娠 32~34 周

E. 妊娠 36~38 周

二、简答题

1. 使用硫酸镁的注意事项有哪些？

2. 糖尿病合并妊娠和妊娠期糖尿病的诊断标准分别是什么？

三、病例分析题

病例（一）

某初产妇，36 岁，孕 37 周，因头昏、头痛及下肢水肿 3 天，突起持续性腹部剧痛 3 小时入院。查体：贫血貌，BP 20.0/13.3 kPa（150/100 mmHg），P 112 次 / 分，宫高 38 cm，腹围 100 cm，子宫不放松，压痛可疑，胎位不清，未听到胎心音。肛查：阴道少量流血，宫颈未消，宫口未开。

1. 结合上述病史，考虑该患者的诊断是什么？

2. 该种疾病的治疗原则是什么？

病例（二）

患者，女，35 岁，孕 2 产 0，孕 32 周，1 年前因妊娠 5 个月死胎而行引产术。产前检查：BP 130/80 mmHg，宫高 36 cm，胎心率 140 次 / 分，空腹血糖 7 mmol/L，尿糖（+）。

1. 该患者的诊断是什么？需要做何检查及化验？

2. 该患者经控制饮食 2 周后，空腹血糖 7.0 mmol/l，胎心率 120 次 / 分，NST 为无反应型，对于该患者的最好的处理是什么？

（首都医科大学附属北京潞河医院　高　洁　赵　娟）

第五章 妊娠晚期出血

【实习目的】

1. 掌握前置胎盘的诊断、鉴别诊断及处理；胎盘早剥的诊断、鉴别诊断及处理原则。

2. 了解胎盘位置异常的病因及其产生的一系列临床表现；前置胎盘对母儿的危害性；胎盘早剥对母儿的危害性和及早处理的重要性；胎盘早剥的病因、发病机制和病理变化。

【实习内容】

1. 前置胎盘的病因、并发症及其对母儿的影响。
2. 前置胎盘的分类、诊断。
3. 不同类型前置胎盘的处理方案及预防。
4. 胎盘早剥的病因、发病机制和病理变化、临床表现。
5. 胎盘早剥的诊断，根据病史、体征、临床化验做出正确诊断。
6. 胎盘早剥的鉴别诊断，与子宫破裂、前置胎盘的鉴别。
7. 防治妊娠期高血压，避免外伤及宫内压力骤减。

【实习方法】

1. 实习学生由一名教师带教。
2. 带教老师选择合适的患者和病例，由带教老师讲解方法的要领。
3. 在带教老师指导下学习检查方法。
4. 病例讨论、带教老师总结。
5. 如没有合适的患者教师准备 2 份病历、病历分析，结合临床病历开展小讲课。

第一节 前置胎盘

一、前置胎盘

（一）病因

前置胎盘可能与下列因素有关：

1. 子宫内膜病变与损伤。
2. 胎盘面积过大。
3. 胎盘异常如副胎盘、膜状胎盘等。
4. 受精卵滋养层发育迟缓。

（二）分类

1. 完全性前置胎盘（complete placenta previa） 又称中央性前置胎盘，宫颈内口全部被胎盘组织所覆盖。

2. 部分性前置胎盘（partial placenta previa） 宫颈内口的一部分被胎盘组织所覆盖。

3. 边缘性前置胎盘（marginal placenta previa） 胎盘边缘附着于子宫下段甚至达宫颈内口但不超越宫颈内口。

4. 低置胎盘 胎盘位于子宫下段，胎盘边缘距宫颈内口的距离＜20 mm（图 5–1）。

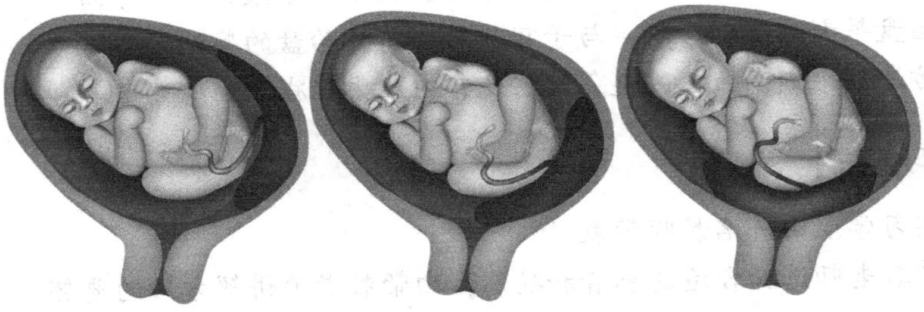

图 5–1 胎盘位置与宫颈关系

（三）临床表现

1. 症状 妊娠晚期或临产时，发生无诱因、无痛性反复阴道流血是前置胎盘的主要症状。由于反复多次或大量阴道流血，患者出现贫血，贫血程度与出血量成正比，出血严重者可发生休克，还能导致胎儿缺氧、窘迫，甚至死亡。

2. 体征 患者一般状况随出血量而定，大量出血呈现面色苍白、脉搏微弱、血压下降等休克征象。腹部检查见子宫大小与停经周数相符，因子宫下段有胎盘占据，影响胎先露入盆，故先露部高浮，约有 15%并发胎位异常，尤其为臀先露。临产时检查宫缩为阵发性，间歇期子宫完全放松。有时可在耻骨联合上方听到胎盘杂音。

二、前置胎盘并发症及对母儿的影响

1. 产时、产后出血。

2. 植入性胎盘。

3. 产褥感染。

4. 早产及围生儿死亡率高。

三、诊断

前置胎盘应根据病史、体征、临床表现、辅助检查进行诊断。

1. 病史 妊娠晚期或临产时突然发生无诱因、无痛性反复阴道流血，应考虑为前置胎盘，若出血早、量多，则完全性前置胎盘的可能性大。

2. 体征 根据失血量而不同，多次出血呈贫血貌，急性大量出血可致休克。

3. 辅助检查 超声断层显像可清楚看到子宫壁、胎先露、胎盘和宫颈的位置，并根据胎盘边缘与宫颈内口的关系进一步明确前置胎盘类型。

4. 产后检查 胎盘及胎膜对产前出血患者，于产后应仔细检查娩出的胎盘，前置部位的胎盘有黑紫色陈旧血块附着。若胎膜破口至胎盘边缘距离＜ 7 cm 则为前置胎盘。

四、处理原则

前置胎盘主要处理原则是抑制宫缩、止血、纠正贫血和预防感染，根据阴道流血量、有无休克、妊娠周数、产次、胎位、胎儿是否存活，是否临产等做出决定。

（一）期待疗法

期待疗法适用于妊娠＜ 36 周、胎儿体重＜ 2000 g、胎儿存活、阴道出血不多、一般情况好的孕妇。

1. 一般处理 绝对卧床休息，采用左侧卧位，吸氧；禁止性生活、阴道检查及肛查；密切观察阴道出血情况，维持正常血容量，必要时输血；应用胎儿电子监护仪监护胎儿宫内情况。

2. 纠正贫血 目前使用血红蛋白≥ 110 g/L 以上，血细胞比容＞ 0.3，以增加母体储备。

3. 药物治疗 必要时选用地西泮镇静。尽量延长孕周，给予抗生素预防感染，若胎龄＜ 34 周应促胎肺成熟。

4. 紧急转运 如患者出血多，怀疑凶险性前置胎盘，如当地无医疗条件处理，应建立静脉通道，输血输液，止血，抑制宫缩，由有经验的医师护送到上级医院。

（二）终止妊娠

1. 终止妊娠指征 孕妇反复多量出血致贫血甚至休克者，无论胎儿成熟与否，为了母亲安全应终止妊娠；对于无症状的前置胎盘合并胎盘植入者可于妊娠36周后终止妊娠；无症状的完全性前置胎盘，妊娠达37周，可考虑终止妊娠；边缘性前置胎盘满38周可考虑终止妊娠；部分性前置胎盘应根据胎盘遮盖宫颈内口情况适时终止妊娠。

2. 剖宫产术 适用于完全性前置胎盘，持续大出血；部分和边缘性前置胎盘出血多，先露高浮，短时间不能结束分娩，有胎心、胎位异常。

3. 阴道分娩 仅适用于边缘性前置胎盘、枕先露、流血不多、无头盆不称和胎位异常，估计在短时间内能结束分娩者。

第二节 胎盘早剥

一、胎盘早剥的病因

1. 血管病变。
2. 机械性因素。
3. 宫腔内压力骤减。
4. 其他高危因素。

二、胎盘早剥的类型

胎盘早剥分为显性、隐性及混合型剥离3种。

三、胎盘早剥的临床表现

根据病情严重程度将胎盘早剥分为Ⅰ、Ⅱ、Ⅲ级。

Ⅰ级：以外出血为主，胎盘剥离面通常不超过胎盘面积的1/3，分娩期多见。主要症状为阴道流血，量较多，色暗红，伴轻度腹痛或无腹痛，贫血体征不显著。

Ⅱ级：胎盘剥离面1/3左右，常有突然发生的持续性腹痛、腰酸或腰背痛，疼痛的程度与胎盘后积血多少成正比。无阴道流血或流血量不多，贫血程度与阴道流血量不相符。腹部检查见子宫大于妊娠周数，宫底随胎盘后血肿增大而升高。胎盘附着处压痛明显（胎盘位于后壁则不明显），宫缩有间歇，胎位可扪及，胎儿存活。

Ⅲ级：胎盘剥离面超过1/2，临床表现较Ⅱ级加重。可出现恶心、呕吐、面色苍白、四肢湿冷、脉搏细数、血压下降等休克症状，且休克程度大多与母血丢失成比例。腹部检查见子宫硬如板状，宫缩间歇时不能松弛，胎位扪不清，胎心消失。

四、胎盘早剥的诊断

依据病史、症状、体征，结合实验室检查及超声检查结果做出临床诊断并不困难。怀疑有胎盘早剥时，应当在腹部体表画出子宫底高度，以便观察。

Ⅰ级临床表现不典型，依据B超检查确诊，并与前置胎盘相鉴别。Ⅱ级及Ⅲ级胎盘早剥症状与体征比较典型，诊断多无困难，主要与先兆子宫破裂相鉴别。

五、鉴别诊断

胎盘早剥、前置胎盘、子宫破裂三者的鉴别诊断如下。

1. 胎盘早剥 分娩期、突发性剧烈腹痛、子宫强直性收缩，子宫板状硬、阴道无出血或出血量少。

2. 前置胎盘 妊娠晚期或临产、无痛性反复阴道出血、可能有间歇性宫缩，子宫能完全放松。

3. 先兆子宫破裂 分娩期、下腹剧痛难忍、下段膨隆，压痛明显，可见病理性缩复环。

六、胎盘早剥的并发症

1. 胎儿宫内死亡。
2. 弥散性血管内凝血（DIC）。
3. 产后出血。
4. 急性肾衰竭。
5. 羊水栓塞。

七、胎盘早剥的治疗

1. 纠正休克 应积极补充血容量，尽快改善患者状况。

2. 及时终止妊娠

（1）阴道分娩：Ⅰ级的胎盘早剥患者，一般情况良好，病情较轻，以外出血为主，宫口已扩张，估计短时间内可结束分娩，可阴道分娩。

（2）剖宫产适用于：Ⅱ级的胎盘早剥患者，不能在短时间内结束分娩者；Ⅰ级的胎盘早剥患者，出现胎儿窘迫征象者；Ⅲ级的胎盘早剥患者，产妇病情恶化，胎儿已死，不能立即分娩者；破膜后产程无进展者。若发生难以控制的大量出血，应快速输入新鲜血、凝血因子，并行子宫切除术。

3. 并发症的处理

（1）处理产后出血。

（2）纠正凝血功能障碍。

（3）治疗肾衰竭。

课后练习题

一、选择题

1. 26岁初孕妇，孕38周，晚10时突然无痛性阴道大出血入院，血压80/60 mmHg，子宫软，胎位枕左前，胎心率160次/分，此时的最佳处理是
   A. 立即输血，纠正休克
   B. 输血同时行剖宫产术
   C. 输血同时行阴道检查及人工破膜
   D. 立即做B超检查
   E. 行无应激试验
2. 不属于前置胎盘的临床表现的是
   A. 胎先露下降受阻
   B. 无痛性阴道流血
   C. 子宫张力高，胎心音不易闻及
   D. 子宫下段可闻及胎盘血流音
   E. 宫缩呈间歇性
3. 前置胎盘时阴道流血的特征是
   A. 有痛性阴道流血
   B. 无痛性阴道流血
   C. 阴道流血常与外伤有关
   D. 宫缩时阴道流血停止
   E. 阴道流血量与贫血程度不成正比
4. 重型胎盘早期剥离的并发症不包括
   A. 子宫胎盘卒中
   B. 凝血功能障碍
   C. 子宫破裂
   D. 产后出血
   E. 急性肾衰竭
5. 胎盘早剥的处理错误的是
   A. Ⅲ级胎盘早剥，不能短时间内结束分娩者行剖宫产
   B. Ⅰ级胎盘早剥，胎儿存活，出现胎儿窘迫者行剖宫产
   C. 发现子宫胎盘卒中，立即行子宫切除术
   D. 破膜后产程无进展，产妇情况恶化，胎儿死亡亦要行剖宫产
   E. 初产妇Ⅰ级胎盘早剥，估计短时间内能结束分娩者可经阴道分娩

二、简答题

1. 前置胎盘应与哪些疾病相鉴别？试述前置胎盘终止妊娠的指征。
2. 请简述胎盘早剥的临床表现。

三、病例分析题

病例（一）

李某，女，30岁，已婚，G2P1，因停经37^+周，血压升高12天，腹痛伴阴道流血4小时，于2001年4月12日3时急诊抬入医院。患者LMP 2000年7月23日，停经40余天出现早孕反应，3个多月后消失，妊娠4个多月感胎动，妊娠5个月首次产前检查。测血压90/60 mmHg。入院12天前在当地医院产前检查发现血压高（150/100 mmHg），胎心、胎动正常，水肿（++++），无头昏、头痛，建议住院，患者拒绝，要求门诊随诊，给予休息、降压处理，家中监测血压130~140/90~95 mmHg。11日晚上11时30分突感持续性腹痛，进行性加重，伴有恶心、呕吐、出汗及阴道流血，救护车急送入院。体格检查：急性重病容，面色苍白，神志清楚，查体合作，T 37 ℃，R 22次/分，BP 80/50 mmHg，HR 120次/分，律齐，双下肢、会阴部及腹壁凹陷性水肿。产科情况：腹壁膨隆，如孕月大小，子宫底位于剑突下2横指，张力高，板状，子宫左侧壁有明显压痛，胎心音、胎方位不清，肛门检查子宫颈管未消失，宫口可容指尖，先露高浮。实验室检查：Hb 80 g/L，WBC 12.5×10^9/L，N 0.81，L 0.19，PLT 86×10^9/L，尿蛋白（+++）。

1. 试述该患者的入院诊断和诊断依据？
2. 对该患者如何进一步检查和处理？

病例（二）

孕妇，31岁，G4P0，孕33周，阴道出血1小时来院。月经规律，5/28天。停经43天少量阴道出血，尿HCG（+），B超提示胎芽0.6 cm，可见胎心搏动。经保胎治疗后血止。孕期无血压高和水肿表现。妊娠33周散步时突然阴道出血，与月经量相似。急诊来院查：BP 100/60 mmHg，P 90次，Hb 105 g/L，WBC 9.9×10^9/L，宫高30 cm，腹围96 cm，头位，未入盆，无明显宫缩，子宫放松好，胎心率140次/分。阴道出血减少，色鲜红。2周前B超曾提示胎盘下缘距宫颈内口1.5 cm。

1. 目前考虑该孕妇的诊断是什么？诊断依据是什么？
2. 需要与哪些疾病相鉴别？
3. 尚需做哪些检查？
4. 治疗原则是什么？如再次出血200 ml，应如何处理？

（首都医科大学附属北京潞河医院　赵　娟　高　洁）

第六章 妊娠合并性传播疾病

【实习目的】

1. 熟悉妊娠合并梅毒、淋病、尖锐湿疣的诊断和处理原则。

2. 了解妊娠合并梅毒、淋病、尖锐湿疣、巨细胞病毒感染、生殖器疱疹、沙眼衣原体感染对胎儿和新生儿的影响。

【实习方法】

1. 实习学生由一名教师带教。

2. 带教老师选择合适的患者和病例，由带教老师讲解病例收集资料的要领。

3. 在带教老师指导下学习检查方法。

4. 病例讨论、带教老师总结。

5. 如没有合适的患者教师准备 2 份病历、病历分析，结合临床病历开展小讲课。

【实习内容】

第一节 淋 病

一、感染途径

淋病主要通过性交经黏膜直接感染，间接传播比例很小。

二、临床表现

1. 下生殖道感染 脓性分泌物增多。

（1）宫颈管黏膜炎：表现为阴道脓性分泌物增多，外阴痒。检查宫颈充血、水肿、触痛。

（2）尿道炎：表现为尿频、尿急、尿痛、尿道口灼热感，有脓性分泌物，检查尿道口红肿、触痛。

（3）尿道旁腺炎：表现为挤压尿道旁腺有脓性分泌物流出。

（4）前庭大腺炎：表现为腺体开口处红肿、触痛、溢脓。

2. 上生殖道感染　盆腔感染。

上行感染盆腔脏器，引起子宫内膜炎、输卵管炎、输卵管积脓、盆腔腹膜炎，甚至形成输卵管卵巢脓肿，称为女性并发症淋病。

3. 播散性淋病　全身感染。

淋病奈瑟菌经血液循环，引起全身淋病奈瑟菌性疾病，病情严重，可危及生命。

三、诊断

根据不良的性接触史、临床表现及实验室检查可做出诊断。

1. 分泌物涂片检查　取宫颈管或尿道口脓性分泌物涂片行革兰氏染色，急性期见中性粒细胞内有多个革兰氏阴性双球菌，可作为筛查手段。

2. 分泌物淋菌培养　诊断淋病的金标准方法。

（1）对临床表现可疑、涂片阴性或需做药物敏感试验者，取宫颈管分泌物送培养。

（2）对可疑淋菌盆腔炎并有盆腔积液者，可经阴道穹后部穿刺，取穿刺液做涂片检查及培养。

（3）对疑有播散性淋病者，应在高热时取血做淋菌培养。

（4）核酸扩增试验。

四、治疗

淋病治疗应遵循及时、足量、规范用药原则。

1. 首选第三代头孢菌素　轻症大剂量单次给药；重症应连续每日给药，保证彻底治愈。

2. 淋病合并沙眼衣原体感染　同时应用抗衣原体药物。

3. 孕期　首选头孢曲松钠；禁用喹诺酮类及四环素类药物。

4. 性伴侣　应同时治疗。

5. 淋病产妇分娩的新生儿　应尽快使用0.5%红霉素眼膏预防淋菌性眼炎。

第二节　梅　毒

一、传播途径

1. 性接触传播，为最主要的传播途径，占95%。
2. 非性接触传播。
3. 垂直传播。

二、临床表现

1. 一期梅毒　主要表现为硬下疳。

2. 二期梅毒　主要表现为皮肤梅毒疹。

3. 三期梅毒　主要表现为永久性皮肤黏膜损害。

三、实验室诊断依据

1. 病原体检查　暗视野显微镜下观察，依据螺旋体强折光性和运动方式进行判断，可以确诊。

2. 梅毒血清学检查

（1）非梅毒螺旋体试验：常规筛查梅毒方法，包括性病研究实验室试验（VDRL）、血清不加热反应素玻片试验（USR）、快速血浆反应素试验（RPR）。

（2）梅毒螺旋体试验：包括荧光螺旋体抗体吸收试验（FTA-ABS）和梅毒螺旋体被动颗粒凝集试验（TPPA）。

3. 脑脊液检查　用于诊断神经梅毒。

4. 先天梅毒　脐血或新生儿血中 RPR 滴度高于母血 4 倍以上。

四、治疗原则

治疗原则是早期确诊，及时治疗，用药足量，疗程规范。

1. 早期梅毒　首选青霉素疗法：苄星青霉素 240 万 U，单次肌内注射。

2. 晚期梅毒　首选青霉素疗法：苄星青霉素 240 万 U，肌内注射，每周 1 次，连续 3 周。若青霉素过敏，最好采用青霉素脱敏处理。

3. 先天梅毒　首选水剂青霉素，或普鲁卡因青霉素。

第三节　生殖道沙眼衣原体

一、传播途径

成人主要经性交直接传播，间接传播少见。

胎儿或新生儿可通过宫内、产道及出生后感染。

二、临床表现

女性症状：以宫颈管炎、子宫内膜炎居多，严重者可有输卵管炎及盆腔炎性疾病。孕妇感染沙眼衣原体多无症状或症状轻。

三、诊断

1. 沙眼衣原体培养，为诊断最敏感和特异的方法。

2. 沙眼衣原体抗原检测。

3. 应用 PCR 技术行沙眼衣原体核酸检测。

4. 血清学检查。

四、对胎儿及新生儿影响

孕妇生殖道沙眼衣原体感染多经产道感染新生儿，主要表现为眼结膜炎与沙眼衣原体肺炎。

五、治疗

1. 孕妇禁用多西环素及氧氟沙星。

2. 常用大环内酯类红霉素 500 mg，每日 4 次，连服 7 日；或红霉素 250 mg，每日 4 次，连服 14 日。

3. 不能耐受红霉素时，可选用阿莫西林 500 g，每日 3 次，口服 7 日；或阿奇霉素 1 g 顿服。

4. 应同时治疗性伴侣。

5. 对可能感染的新生儿，应及时治疗。红霉素 50 mg/（kg · d），每日分 4 次口服，连用 10~14 日，可预防衣原体肺炎的发生。若有衣原体结膜炎可用 1% 硝酸银溶液滴眼。

第四节　生殖器疱疹

一、传播途径

单纯疱疹病毒Ⅱ型（HSV-2）主要引起生殖器（阴唇、阴蒂、宫颈等）、肛门及腰以下皮肤疱疹。

单纯疱疹病毒在体外不易存活，主要由性交直接传播，以青年女性居多。

二、临床表现

生殖器及肛门皮肤散在或簇集小水疱，破溃后形成糜烂和溃疡，自觉疼痛，常伴腹股沟淋巴结肿痛、发热、头痛、乏力等全身症状。

三、对胎儿及新生儿影响

1. 妊娠早期原发生殖器疱疹多数不会导致感染或流产及死胎。

2. 妊娠晚期原发感染可能与早产和胎儿生长有关，严重宫内感染病例罕见。

3. 产道感染：在播散性感染或颅内感染幸存者中 20%~50% 遗留中枢神经系统后遗症。

四、诊断

实验室检查依据：

1. 单纯疱疹病毒培养。
2. PCR 技术扩增 HSV-DNA，诊断可靠。
3. 抗原检测。
4. 血清学检查，脐血特异性 IgM 阳性，提示宫内感染。

五、治疗

阿昔洛韦每日口服 3 次，每次 0.4 g，连用 7~10 日为一疗程。

第五节　尖锐湿疣

一、传播途径

1. 主要经性交直接传播。
2. 偶有通过污染衣物、器械间接传播。
3. 胎儿分娩时经产道吞咽含人乳头状瘤病毒（HPV）羊水、血或分泌物而感染。

二、临床表现

1. 外阴瘙痒，灼痛或性交后疼痛不适。
2. 皮损多发生在性交易受损的外阴部位。

（1）初期为散在或呈簇状增生的粉色或白色小乳头状疣，柔软有蒂的指样突起。

（2）病灶增大后互相融合，呈鸡冠状、菜花状或桑葚状。

三、诊断

根据临床表现、病理组织学检查见挖空细胞可确诊。

也可取新鲜病变组织，或病变表面刮取细胞，采用 PCR 技术及 DNA 探针杂交行核酸检测 HPV 并能确定其类型。

四、治疗

1. 病灶小、位于外阴者，选用 80%~90% 三氯醋酸涂擦病灶局部。
2. 若病灶大，有蒂，可行激光、冷冻、电灼等手术去除病灶。
3. 妊娠期禁用足叶草碱、咪喹莫特乳膏和干扰素。

课后练习题

一、选择题

1. 关于梅毒以下不对的是
   A. 患一、二期梅毒的孕妇的传染性最强
   B. 患晚期潜伏梅毒的孕妇已无传染性，不会传给胎儿
   C. 未经治疗的一、二期梅毒，胎儿的感染率几乎达 100%
   D. 梅毒螺旋体可通过胎盘引起流产、早产、死胎、死产
   E. 患早期梅毒的孕妇可通过胎盘传给胎儿，也可发生生殖道传播
2. 以下疾病不属于性传播疾病的是
   A. 淋病
   B. 梅毒
   C. 弓形虫病
   D. 尖锐湿疣
   E. 生殖道疱疹
3. 关于淋病，以下不对的是
   A. 淋病的传播途径主要为性交经黏膜感染
   B. 淋菌对柱状上皮和移行上皮有亲和力
   C. 淋病是由革兰氏染色阴性的淋病奈瑟菌引起的
   D. 淋病属于性传播疾病
   E. 宫颈分泌物涂片找到淋病奈瑟菌，是诊断淋病的金标准
4. 梅毒孕妇传给胎儿其传染性最强的是
   A. 早期潜伏梅毒
   B. 一、二期梅毒
   C. 三期梅毒
   D. 晚期梅毒
   E. 晚期潜伏梅毒
5. 巨细胞病毒感染中不正确的是
   A. 巨细胞病毒可因妊娠而被激活
   B. 新生儿感染经积极治疗，预后较好，多无后遗症
   C. 妊娠晚期感染者无需特殊处理，可经阴道分娩
   D. 多为隐性感染，无明显症状和体征
   E. 可发生流产、死胎、死产、新生儿死亡

二、简答题

1. 淋病对妊娠、分娩、胎儿、新生儿有哪些影响?
2. 试述艾滋病对妊娠的影响。

三、病例分析题

病例(一)

患者，女，35岁，初产妇，有不洁性生活史。现孕30周，查体可见大阴唇出现圆形直径1~2 cm边界清晰的皮疹，表面略高于皮肤，可见溃疡。无异常出现及流液。

1. 该患者的主要诊断是什么?
2. 该病的检查方法有哪些?
3. 对于该病孕产妇的治疗方法有哪些?

病例(二)

患者，女，32岁，初产妇，妊娠11周，第一次产前检查。妇科检查：可见会阴及肛周可见小的疣状突起，呈簇状，淡红色，阴道内可见数个小菜花样突起，色白，质脆。

1. 该患者的主要诊断是什么?
2. 该病的流行病学特点及病理特点有哪些?
3. 该病对孕产妇的危害有哪些?
4. 对于该病的治疗方法有哪些?

(首都医科大学附属北京潞河医院 赵 娟 高 洁)

第七章 异常分娩、异常产褥

【实习目的】

1. 掌握产力异常、产道、胎位异常的原因、诊断与处理原则；掌握有关异常产褥的处理。

2. 熟悉子宫收缩乏力、子宫收缩过强的临床表现和诊断。

3. 了解产力异常的分类，产道异常、胎位及胎儿发育异常、精神心理因素的临床表现、处理原则；了解产褥期内产妇各系统的生理变化，重点是生殖和泌尿系统的变化；

【实习内容】

1. 产力异常的原因、临床表现与处理原则，产力异常与产道异常、胎位异常的关系。

2. 决定分娩的四个因素。

3. 产力异常导致的分娩期并发症；如何分析分娩异常中的产力问题和临床处理。

4. 产道异常的临床分类、诊断和对母儿的影响。

5. 产道异常、胎位及胎儿发育异常、精神心理因素的临床表现、处理原则。

【实习方法】

1. 实习学生由一名教师带教。

2. 带教老师选择合适的患者和病例，由带教老师带教讲解收集资料的过程。

3. 在带教老师指导下学习检查措施。

4. 病例讨论、带教老师总结。

5. 如没有合适的患者教师准备 2 份病历、病历分析，结合临床病历开展小讲课。

第一节 异常分娩

决定分娩的四个因素为产力、产道、胎儿及精神心理因素。若各因素均正常并能相互适应，胎儿顺利经阴道自然娩出，为正常分娩。

在分娩过程中，子宫收缩的节律性、对称性及极性不正常或强度、频率有改变，称子宫收缩力异常，简称产力异常（abnormal uterine action）。临床上子宫收缩力异常分为子宫收缩乏力（简称宫缩乏力）和子宫收缩过强（简称宫缩过强）两类，每类又分为协调性子宫收缩异常和不协调性子宫收缩异常。

一、子宫收缩乏力

（一）临床表现及诊断

1. 协调性子宫收缩乏力 其特点为子宫收缩具有正常的节律性、对称性和极性，但收缩力弱，持续时间短，间歇期长且不规律，宫缩＜2次/10分钟。

2. 不协调性宫缩乏力 其特点为子宫收缩的极性倒置，节律不协调，宫缩时宫底部不强，而是子宫下段强，宫缩间歇期子宫壁也不完全松弛。

（二）处理

1. 协调性宫缩乏力 寻找原因，检查有无头盆不称与胎位异常，子宫阴道检查了解宫颈扩张和胎先露下降情况。估计能经阴道分娩者，应采取加强宫缩的措施。

2. 不协调性宫缩乏力 处理原则是调节子宫收缩，恢复正常节律性和极性。给予镇静剂哌替啶100 mg、吗啡10 mg肌内注射或地西泮10 mg静脉注射。

二、子宫收缩过强

1. 协调性子宫收缩过强 临产后慎用子宫收缩剂及其他促进子宫收缩的处理方法，如灌肠、人工破膜等。

2. 不协调性子宫收缩过强

（1）强直性子宫收缩：应及时给予子宫收缩抑制剂，如25%硫酸镁20 ml加于5%葡萄糖液20 ml内缓慢静脉注射（不少于5分钟）。若合并产道梗阻，应立即行剖宫产术。

（2）子宫痉挛性狭窄环：应认真寻找导致子宫痉挛性狭窄环的原因，及时纠正。停止阴道内操作及停用子宫收缩剂等。经上述处理，子宫痉挛性狭窄环不能缓解，宫口未开全，胎先露较高，或出现胎儿窘迫征象，应立即行剖宫产术。

三、骨产道异常

（一）骨产道异常的临床分类

1. 骨盆入口平面狭窄 常见于扁平型骨盆，以骨盆入口平面前后径狭窄为主。

2. 中骨盆平面狭窄 主要见于男型骨盆及类人猿型骨盆。

3. 骨盆出口平面狭窄 包括漏斗型骨盆、横径狭窄骨盆。

4. 骨盆三个平面狭窄 三个平面各径线均比正常值小2 cm或更多，称为均小骨盆。

5. 畸形骨盆 偏斜骨盆、骨盆骨折等。

（二）狭窄骨盆的临床表现、诊断、影响及处理

1. 狭窄骨盆的临床表现　胎头衔接受阻；继发性宫缩乏力；第二产程延长甚至第二产程停滞；病理性缩复环、肉眼血尿等先兆子宫破裂征象。

2. 狭窄骨盆的诊断

（1）病史询问：产妇有无佝偻病、脊髓灰质炎、脊柱和髋关节结核及外伤史。

（2）全身检查：测量身高，孕妇身高＜145 cm 应警惕均小骨盆。

（3）腹部检查：观察腹部形态，检查头盆是否相称，胎头跨耻征。

（4）评估骨盆大小。

（5）胎位及产程监测。

3. 狭窄骨盆对母儿的影响

（1）对产妇的影响：导致产程延长或停滞，使手术助产、产后出血及软产道裂伤增多。

（2）对胎儿及新生儿的影响：胎膜早破及脐带脱垂，导致胎儿窘迫，甚至胎儿死亡；产程延长，胎头受压，缺氧缺血，容易发生颅内出血；产道狭窄，手术助产机会增多，易发生新生儿产伤及感染。

4. 狭窄骨盆分娩时处理　目前临床多见的是骨盆相对性狭窄，分娩时应明确狭窄骨盆的类型和程度，根据产程进展并结合年龄、产次、既往分娩史等进行综合分析、判断，决定分娩方式。

四、胎位异常的临床表现及处理

胎位异常包括胎头位置异常，臀先露及肩先露，是造成难产常见的因素。以头位先露的难产称为头位难产。

（一）持续性枕后位、枕横位

胎头枕骨持续不能转向前方，直至临产后期仍位于母体骨盆后方或侧方，致使分娩发生困难者，称持续性枕后位或持续性枕横位。

1. 临床表现　协调性宫缩乏力及宫口扩张缓慢，产妇自觉肛门坠胀及排便感，宫颈前后水肿和产妇疲劳。当肛查宫口部分扩张或开全时，若为枕后位，感到盆腔后部空虚，查明胎头矢状缝位于骨盆斜径上。

2. 处理　第一产程，潜伏期需保证产妇充分营养与休息。第二产程，当胎头双顶径已达坐骨棘平面或更低时，可先徒手将胎头枕部转向前方，使矢状缝与骨盆出口前后径一致，或自然分娩，或阴道助产（低位产钳术或胎头吸引术）。若胎头位置较高，疑有头盆不称，需行剖宫产。

（二）胎头高直位

1. 临床表现　胎头不下降，宫口扩张也缓慢，产程延长。阴道检查发现胎头矢状缝与骨盆入口前后径一致，后囟在耻骨联合后，前囟在骶骨前，为胎头高直前位，反之为胎头高直后位。

2. 处理　胎头高直前位时，若骨盆正常、胎儿不大、产力强，应给予充分试产机会，加强宫缩以促使胎头俯屈，胎头转为枕前位可经阴道分娩或阴道助产，若试产失败再行剖宫产术结束分娩。胎头高直后位一经确诊应行剖宫产术。

（三）前不均倾位

1. 临床表现 产程延长，胎头迟迟不衔接，阴道检查产瘤大部分位于前顶骨，因后顶骨的大部分尚在骶岬之上，致使盆腔后半部空虚。

2. 处理 一旦确诊为前不均倾位，除极个别胎儿小、宫缩强、骨盆宽大可给予短时间试产外，均应尽快以剖宫产结束分娩。

（四）面先露

1. 临床表现 潜伏期延长、活跃期延长或停滞，胎头迟迟不能入盆。阴道检查可触到高低不平、软硬不均的颜面部，若宫口开大时可触及胎儿口、鼻、颧骨及眼眶。

2. 处理 颏前位时，若无头盆不称，产力良好，有可能自然分娩。若有头盆不称或出现胎儿窘迫征象，应行剖宫产术。持续性颏后位时，应行剖宫产术结束分娩。

（五）臀先露

1. 临床表现 肛门检查时，触及软而不规则的胎臀或触到胎足、胎膝。B超检查能准确探清臀先露类型及胎儿大小、胎头姿势等。

2. 处理

（1）择期剖宫产的指征：狭窄骨盆、软产道异常、胎儿体重大于3500 g、胎儿窘迫、高龄初产、有难产史、不完全臀先露等，均应行剖宫产术结束分娩。

（2）经阴道分娩有3种分娩方式：①自然分娩；②臀助产术；③臀牵引术。

（六）肩先露

1. 临床表现 腹部检查在母体腹部一侧触到胎头，另一侧触到胎臀。B超检查能准确探清肩先露，并能确定具体胎位。

2. 处理 剖宫产终止妊娠。

（七）复合先露

1. 临床表现 当产程进展缓慢时，行阴道检查发现胎先露旁有肢体即可明确诊断。常见胎头与胎手同时入盆。

2. 处理 发现复合先露，首先应查清有无头盆不称。若无头盆不称，让产妇向脱出肢体的对侧侧卧，肢体常可自然缩回。若头盆不称明显或伴有胎儿窘迫征象，应尽早行剖宫产术。

课后练习题

一、选择题

1. 患者，28岁，孕40周，胎位胎心正常，宫缩持续30秒，间隔6~7分钟，

宫口开大 4 cm，持续 1 个半小时无进展，检查骨盆大致正常，破膜后羊水清，应选用的治疗药物是

A. 硫酸镁

B. 沙丁胺醇

C. 肼苯达嗪

D. 缩宫素肌内注射

E. 小剂量缩宫素静脉滴注

2. 以加强宫缩为主的治疗是

A. 子宫痉挛性狭窄环

B. 宫缩过强

C. 病理性缩复环

D. 低张性宫缩乏力

E. 高张性宫缩乏力

3. 初产妇，26 岁，妊娠 39 周。分娩过程中自觉下腹部持续疼痛，拒按，烦躁不安。产科检查：下腹部压痛，胎位触不清，胎心不规律，宫口停止扩张，胎先露下降停止。诊断为“高张性宫缩乏力”。下列处理错误的是

A. 处理原则是调节子宫收缩，恢复正常节律及其极性

B. 立即静脉注射缩宫素

C. 给予强镇静剂

D. 经上述处理未能得到纠正者，均应行剖宫产术

E. 若不协调宫缩已被控制，但宫缩仍弱，可静脉滴注缩宫素

4. 初产妇，30 岁，孕 37 周，规律宫缩 3 小时。产科检查：宫口开大 2 cm，臀先露，S−2，2 分钟前胎膜自然破裂，胎心监护显示胎心率 90 次 / 分，阴道内诊触及搏动条索状物。最恰当的处理措施为

A. 采取头低臀高位，立即行剖宫术

B. 吸氧，胎心恢复后立即行剖宫术

C. 行外转胎位术后待自然分娩

D. 静脉滴注缩宫素，宫口开全行臀牵引

E. 行内转胎位术后待自然分娩

5. 处理不协调性子宫收缩乏力以下措施正确的是

A. 人工破膜术

B. 静脉滴注缩宫素

C. 立即行剖宫手术

D. 第一产程中可肌内注射哌替啶

E. 宫口开全准备助产前再次给予哌替啶

二、简答题

1. 第一产程中出现协调性子宫收缩乏力时，可采取哪些处理措施？
2. 试述第一产程中为加强子宫收缩静脉滴注缩宫素的用法及注意事项。

三、病例分析题

病例（一）

患者，女，26 岁，初产妇，妊娠 39 周。规律宫缩 18 小时，肛查宫口 8 cm，先露 S–0，胎膜未破。腹部触诊为头先露，宫缩时宫体部不硬，持续 30 秒，间隔 5 分钟。胎心率 136 次 / 分，B 超检查示胎儿双顶径为 9 cm。

1. 出现以上情况最可能是什么原因？
2. 应该采取哪些措施？

病例（二）

患者，女，32 岁，初产妇，怀孕 38 周。出现规律宫缩 20 小时，阴道有少量淡黄色液体流出，宫缩持续 25 秒，间隔 6~8 分，胎心率 150 次 / 分，肛查宫口开大 4 cm，宫颈轻度水肿，胎头棘上 2 cm，无明显骨产道异常。

1. 该患者可能的诊断是什么？
2. 目前应行何种处理？如果观察半小时后胎心率 110 次 / 分，CST 监护出现频繁的晚期减速，此时有何新诊断，应行何种处理？

（首都医科大学附属北京潞河医院　高　洁　赵　娟）

第二节　异常产褥

一、产褥感染定义

产褥感染（puerperal infection）指分娩及产褥期生殖道受病原体侵袭，引起局部或全身感染，其发病率为 6%。产褥病率（puerperal morbidity）指分娩 24 小时以后的 10 日内，每日测量体温 4 次，间隔时间 4 小时，有 2 次体温达到或超过 38 ℃。产褥病率常由产道感染引起，但也可由生殖道以外感染如急性乳腺炎、上呼吸道感染、泌尿系统感染、血栓静脉炎等导致。

二、病因

（一）常见诱因

孕期贫血、孕期卫生不良、产科手术、羊膜腔感染、产程延长、产前产后出血过多、产妇体质虚弱、营养不良、多次宫颈检查等，均可成为产褥感染的诱因。

（二）病原体感染

病原体种类可分为致病微生物和非致病微生物，导致异常产褥的主要病原体及感染途径如下。

1. 需氧菌

（1）链球菌：以乙型溶血性链球菌致病性最强，使病变迅速扩散导致严重感染。其临床特点为发热早，寒战，体温＞38 ℃，心率快，腹胀，子宫复旧不良，子宫或附件区触痛，甚至并发脓毒血症。

（2）杆菌：以大肠埃希菌、克雷伯菌属、变形杆菌属多见。这些菌能产生内毒素，是菌血症和感染性休克最常见的病原菌，在不同环境对抗生素敏感性有很大差异。

（3）葡萄球菌：主要致病菌是金黄色葡萄球菌和表皮葡萄球菌。

2. 厌氧菌

（1）革兰氏阳性球菌：消化链球菌和消化球菌存在于正常阴道中。当产道损伤、胎盘残留、局部组织坏死缺氧时，细菌迅速繁殖，若与大肠埃希菌混合感染，会有异常恶臭气味。

（2）杆菌属：常见的厌氧性杆菌为脆弱拟杆菌。这类杆菌多与需氧菌和厌氧性球菌混合感染，形成局部脓肿，感染还可引起化脓性血栓性静脉炎，形成感染血栓，脱落后随血液循环到达全身各器官形成脓肿。

（3）芽孢梭菌：主要是产气荚膜梭菌，轻者为子宫内膜炎、腹膜炎、脓毒血症，重者引起溶血、黄疸、血红蛋白尿、急性肾衰竭、循环衰竭、气性坏疽，甚至死亡。

（4）支原体与衣原体：解脲支原体及人型支原体均可在女性生殖道内寄生，引起生殖道感染，其感染多无明显症状。

3. 感染途径

（1）外源性感染：可通过医务人员消毒不严或被污染衣物、用具、各种手术器械及产妇临产前性生活等途径侵入机体。

（2）内源性感染：寄生于正常孕妇生殖道的微生物，多数并不致病，当抵抗力降低和（或）病原体数量、毒力增加等感染诱因出现时，可由非致病微生物转化为致病微生物而引起感染。

三、临床表现

发热、疼痛、异常恶露，为产褥感染三大主要症状。产褥早期发热的最常见原因是脱水，但在2~3天低热后突然出现高热，应考虑感染可能。

1. 急性外阴、阴道、宫颈炎　分娩时会阴部损伤导致感染，以葡萄球菌和大肠埃希菌感染为主。

2. 子宫感染　包括急性子宫内膜炎、子宫肌炎，若为子宫内膜炎，子宫内膜充血、坏死，阴道内有大量脓性分泌物且有臭味。若为子宫肌炎，腹痛，恶露增多呈脓性，子宫压痛明显，子宫恢复不良，可伴发高热、寒战、头痛，白细胞明显增高等全身感染症状。

3. 急性盆腔结缔组织炎和急性输卵管炎 临床表现为下腹痛伴肛门坠胀，可伴寒战、高热、脉速、头痛等全身症状。严重者整个盆腔形成“冰冻骨盆”。

4. 急性盆腔腹膜炎及弥漫性腹膜炎 急性期治疗不彻底可发展成盆腔炎性疾病后遗症。

5. 血栓性静脉炎 盆腔内血栓性静脉炎常侵及子宫静脉、卵巢静脉、髂内静脉、髂总静脉及阴道静脉，厌氧菌为常见病原体。下肢血栓性静脉炎常继发于盆腔静脉炎，表现为弛张热，下肢持续性疼痛，局部静脉压痛或触及硬索状，使血液回流受阻，引起下肢水肿，皮肤发白，习称“股白肿”。

6. 脓毒血症 可形成严重脓毒血症、感染性休克或及多器官功能衰竭，表现为持续高热、寒战、全身明显中毒症状、多器官受损，甚至危及生命。

四、诊断

1. 病史 详细询问病史及分娩全过程。

2. 全身及局部检查 仔细检查腹部、盆腔及会阴伤口，确定感染部位和严重程度。

3. 辅助检查 超声检查、CT、磁共振成像等，检测血清C反应蛋白升高，有助于早期诊断感染。

4. 确定病原体 通过宫腔分泌物、脓肿穿刺物、阴道穹后部穿刺物做细菌培养和药物敏感试验。

细菌培养时需做血培养和厌氧菌培养。病原体抗原和特异抗体检测可以作为快速确定病原体的方法。

五、鉴别诊断

主要与上呼吸道感染、急性乳腺炎、泌尿系统感染相鉴别。

六、处理

一旦诊断产褥感染，原则上应给予广谱、足量、有效抗生素，并根据感染的病原体调整抗生素治疗方案。对脓肿形成或宫内残留感染组织者，应积极进行感染灶的处理。抗凝治疗：血栓静脉炎时，应用大量抗生素同时，可加用肝素，用药期间监测凝血功能。手术治疗：会阴伤口或腹部切口感染，应及时切开引流；盆腔脓肿可经腹或阴道穹后部穿刺或切开引流；出现不能控制的出血、脓毒血症或及感染性休克时，应及时行子宫切除术，清除感染源，挽救患者生命。

七、健康宣教

加强妊娠期卫生宣传，加强营养，增强体质，保持外阴清洁。接产时应严格无菌操作，必要时给予广谱抗生素预防感染。

课后练习题

一、选择题

1. 引起严重产褥感染的细菌是
   A. 大肠埃希菌
   B. 金黄色葡萄球菌
   C. 乙型溶血性链球菌
   D. 肺炎链球菌
   E. 厌氧链球菌
2. 初产妇，25 岁，产后 3 天开始下腹痛，体温正常，恶露量多，臭味大，子宫底平、软，本例应首先考虑
   A. 腹膜炎
   B. 急性输卵管炎
   C. 子宫肌炎
   D. 盆腔结缔组织炎
   E. 子宫内膜炎
3. 引起产褥感染最常见的病原菌为
   A. 产气荚膜梭菌
   B. 大肠埃希菌
   C. 厌氧链球菌
   D. 金黄色葡萄球菌
   E. 乙型溶血性链球菌
4. 关于产褥感染的临床表现，正确的是
   A. 溶血性链球菌感染时恶露增多，有恶臭
   B. 厌氧链球菌和大肠埃希菌感染时恶露有恶臭
   C. 细菌从胎盘剥脱处的创面入侵引起急性子宫内膜炎
   D. 葡萄球菌常引起会阴阴道伤口感染
   E. 大肠埃希菌能产生内毒素引起菌血症感染性休克
5. 产褥感染最早出现的病变是
   A. 急性输卵管炎
   B. 急性盆腔结缔组织炎
   C. 急性子宫内膜炎
   D. 急性盆腔腹膜炎
   E. 血栓性静脉炎

二、简答题

1. 产褥病率的定义是什么?
2. 产褥感染临床表现分为哪几类?

三、病例分析题

患者，女，28 岁，会阴侧切自然分娩，产后 3 天突然畏寒，高热达 40 ℃，恶心、呕吐，下腹剧痛，有压痛及反跳痛、腹肌紧张感，请列出最可能的诊断及处理原则。

（北京市密云区医院　翟雅楠　王允锋）

第八章 分娩期并发症

【实习目的】

1. 掌握产后出血的诊断、鉴别诊断及处理原则；产后出血的四大病因、临床表现及出血量评估；子宫破裂的临床表现及诊断、鉴别诊断、处理和防治措施。

2. 熟悉产后出血的各种预防措施；子宫破裂及其原因；胎儿窘迫的临床表现、诊断依据及处理原则。

3. 了解羊水栓塞临床表现、诊断及处理。

【实习方法】

1. 实习学生由一名教师带教。

2. 带教老师选择合适的患者和病例，由带教老师带教讲解过程。

3. 在带教老师指导下学习检查措施。

4. 病例讨论、带教老师总结。

5. 如没有合适的患者教师准备 2 份病历、病历分析，结合临床病历开展小讲课。

【实习内容】

1. 产后出血的四大主要原因，即子宫收缩乏力、胎盘因素、软产道裂伤和凝血功能障碍。

2. 不同病因引起产后出血的临床表现。

3. 各种病因所引起产后出血的治疗措施及应急抢救原则。

4. 先兆子宫破裂及子宫破裂的临床表现和诊断。

5. 胎儿窘迫的临床表现及各种诊断方法。

6. 加强孕期保健、管理对预防产后出血的意义。

第一节 产后出血

产后出血指胎儿娩出后 24 小时内，阴道分娩者出血量≥ 500 ml，剖宫产者出血量≥ 1000 ml。严重产后出血指胎儿娩出后 24 小时出血量≥ 1000 ml。难治性产后出血指经应用子宫收缩剂、持续子宫按摩或按压等保守措施无法止血，需外科手术，介入治疗甚至切除子宫的严重产后出血。

一、产后出血原因

子宫收缩乏力、产道损伤、胎盘因素、凝血功能障碍是产后出血的主要原因。

1. 子宫收缩乏力 是产后出血最常见原因。任何影响子宫肌收缩和缩复功能的因素，均可引起子宫收缩乏力性出血，包括以下常见因素。

（1）全身因素：产妇精神过度紧张；体质虚弱或合并慢性全身性疾病等。

（2）产科因素：急产、产程延长、试产失败；前置胎盘、胎盘早剥、妊娠期高血压、宫腔感染等。

（3）子宫因素：①子宫肌纤维过分伸展（如多胎妊娠、羊水过多、巨大胎儿）；②子宫肌壁损伤（剖宫产史、肌瘤剔除术后、产次过多等）；③子宫病变（子宫肌瘤、子宫畸形、子宫肌纤维变性等）。

（4）药物因素：临产后过多使用镇静剂、麻醉剂或子宫收缩抑制剂。

2. 胎盘因素

（1）胎盘滞留：胎盘若30分钟后仍不排出，将导致出血。常见原因有：①膀胱充盈；②胎盘嵌顿：子宫收缩药物应用不当，使已剥离的胎盘嵌顿于宫腔；③胎盘剥离不全：常由过早牵拉脐带或按压宫底导致。

（2）胎盘植入：分为胎盘粘连、胎盘植入、穿透性胎盘植入。

（3）胎盘部分残留：影响子宫收缩而出血。

3. 产道损伤 指宫颈、阴道或会阴裂伤，原因为阴道手术助产（如产钳助产、臀牵引术等）、急产、软产道静脉曲张、外阴水肿或瘢痕、剖宫产子宫切口延裂伤、子宫破裂、子宫内翻等。

4. 凝血功能障碍 血小板减少、凝血因子异常，重症肝炎，妊娠急性脂肪肝，胎盘早剥、羊水栓塞、死胎、重度子痫前期等产科并发症，可引起弥散性血管内凝血（DIC）。

二、不同病因引起产后出血的临床表现

胎儿娩出后阴道流血，出现失血性休克、严重贫血等相应症状。

1. 软产道裂伤 胎儿娩出后立即发生阴道流血，色鲜红。

2. 胎盘因素 胎儿娩出后数分钟出现阴道流血，色暗红。

3. 子宫收缩乏力或胎盘、胎膜残留 胎盘娩出后阴道流血较多。

4. 凝血功能障碍 胎儿娩出后阴道持续流血，且血液不凝。

5. 隐匿性软产道损伤 失血表现明显，伴阴道疼痛而阴道流血不多，应考虑隐匿性软产道损伤，如阴道血肿。

6. 剖宫产时 主要表现为胎儿胎盘娩出后胎盘剥离面的广泛出血，宫腔不

断被血充满或切口裂伤处持续出血。

7. 低血压症状　患者头晕、面色苍白，出现烦躁、皮肤湿冷、脉搏细数、脉压缩小时，产妇已处于休克早期。

三、评估产后出血量

1. 容积法　利用阴道分娩胎儿娩出后产妇臀下的积血器或剖宫产时的负压瓶测得。

2. 面积法　根据布类被血迹污染的面积计算。

3. 称重法　会阴垫血液浸湿前后的重量差除以 1.05 得出。

4. 休克指数法（shock index，SI）　休克指数 = 脉率 / 收缩压（mmHg），SI=0.5 为正常。SI=1.0，失血量为 10%~30%（500~1500 ml）；SI=1.5，失血量为 30%~50%（1500~2500 ml）；SI=2.0，失血量为 50%~70%（2500~3500 ml）；

5. 血红蛋白测定　血红蛋白每下降 10 g/L，失血量为 400~500 ml，出血早期因血液浓缩无法准确反映出血量。

四、产后出血的处理

产后出血处理原则：针对出血原因，迅速止血；补充血容量，纠正失血性休克。各种原因引起的产后出血的治疗措施及应急抢救原则如下。

1. 子宫收缩乏力　加强宫缩能迅速止血。

（1）按摩子宫：可采用腹壁按摩宫底，术者一手的拇指在前、其余四指在后在下腹部按摩并压迫宫底，挤出宫腔内积血，按摩子宫应均匀而有节律。若效果不佳，可选用腹部 - 阴道双手压迫子宫法：一手戴无菌手套伸入阴道，握拳置于阴道穹前部，顶住子宫前壁，另一手在腹部按压子宫后壁，使宫体前屈，两手相对紧压并均匀有节律地按摩子宫。剖宫产时用腹壁按摩宫底的手法直接按摩子宫。注意：按摩子宫一定要有效，评价有效的标准是子宫轮廓清楚、收缩有皱褶、阴道或子宫切口出血减少。按压时间以子宫恢复正常收缩并能保持收缩状态为止，有时可长达数小时，按摩时配合使用子宫收缩剂（图 8–1）。

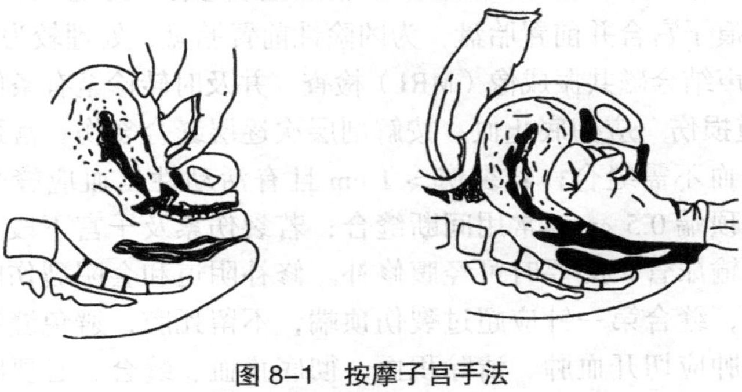

图 8–1　按摩子宫手法

（2）应用子宫收缩剂：缩宫素 10~20 U 加于 0.9% 生理盐水 500 ml 中静脉滴注，必要时缩宫素 10 U 直接宫体或宫颈注射，24 小时控制 60 U。卡贝缩宫素 100 μg 入壶或宫体注射，2 分钟起效，半衰期 1 小时；前列腺素类药物：卡前列素氨丁三醇 250 μg 肌内注射或子宫肌层注射、米索前列醇 200~600 μg 顿服或舌下给药；麦角新碱 0.2 mg 直接肌内注射或静脉注射，2~4 小时重复，禁用于妊娠期高血压及其他心血管疾病。

（3）宫腔填塞：包括纱布填塞和宫腔水囊填塞，阴道分娩后宜使用水囊填塞，剖宫产术后两者皆可。填塞自宫底由内向外有序地填紧宫腔，压迫止血，若留有空隙可造成隐性出血。24 小时后取出纱条，取出前使用子宫收缩剂，并给予抗生素预防感染。

（4）子宫压缩缝合术：常用 B-Lynch 缝合法，适用于宫缩乏力性产后出血，近年来出现多种改良的子宫缝合技术，如 Hayman 缝合术、Cho 及 Pereira 缝合术等。

（5）结扎盆腔血管：经上述处理无效时，先结扎子宫动脉上、下行支；如无效，可结扎髂内动脉。

（6）经导管动脉栓塞术：行股动脉穿刺插入导管至髂内动脉或子宫动脉，注入明胶海绵颗粒栓塞剂栓塞动脉。栓塞剂可于 2~3 周后吸收，血管复通。此手术适宜于产妇生命体征稳定时进行。高度可疑或确诊凶险性前置胎盘时，可以在择期剖宫产术前进行栓塞。

（7）切除子宫：经积极抢救无效、危及产妇生命时，应行子宫次全切除或子宫全切除术，以挽救产妇生命。

2. 胎盘因素 胎儿娩出后，疑有胎盘滞留或胎盘粘连，立即手取胎盘。若剥离困难疑有胎盘植入，根据出血情况行保守治疗或子宫切除术。

（1）保守治疗：适用于孕产妇一般情况良好，无活动性出血；胎盘植入面积小、子宫壁厚、子宫收缩好、出血量少者。可采用局部切除、髂内动脉栓塞术、甲氨蝶呤等治疗。保守治疗过程中应用彩色多普勒超声密切监测胎盘大小及周围血流变化、观察阴道出血情况以及是否有感染，如出血增多或感染，应用抗生素同时行清宫或子宫切除术。

（2）切除子宫：如有活动性出血、病情加重或恶化、穿透性胎盘植入时应切除子宫。若瘢痕子宫合并前置胎盘，为凶险性前置胎盘，处理较为棘手，应采用彩色多普勒超声结合磁共振成像（MRI）检查，并及时转诊至有条件的医院。

3. 软产道损伤 应彻底止血，按解剖层次逐层缝合裂伤。宫颈裂伤＜ 1 cm 且无活动性出血不需缝合；若裂伤＞ 1 cm 且有活动性出血应缝合。缝合第一针应超过裂口顶端 0.5 cm，常用间断缝合；若裂伤累及子宫下段，缝合时应避免损伤膀胱和输尿管，必要时可经腹修补。修补阴道和会阴裂伤时，需按解剖层次缝合各层，缝合第一针应超过裂伤顶端，不留死腔，避免缝线穿透直肠黏膜。软产道血肿应切开血肿、清除积血，彻底止血、缝合，必要时可置橡皮片引流。

4. 凝血功能障碍 首先应排除子宫收缩乏力、胎盘因素、软产道损伤等原因引起的出血。尽快输血、血浆，补充血小板、纤维蛋白原或凝血酶原复合物、凝血因子等。若并发 DIC 应按 DIC 处理。

5. 失血性休克处理

（1）密切观察生命体征，发现早期休克，做好记录，去枕平卧，保暖、吸氧。

（2）呼叫相关人员，建立有效静脉通道，及时快速补充晶体平衡液及血液、新鲜冷冻血浆等，纠正低血压；有条件的医院应进行中心静脉压指导输血补液。

（3）血压仍低时应用升压药物及肾上腺皮质激素，改善心、肾功能。

（4）抢救过程中随时做血气检查，及时纠正酸中毒。

（5）防治肾衰竭，如尿量少于 25 ml/h，尿比重高，应积极快速补充液体，监测尿量是否增加。尿比重在 1.010 或以下者，输液要慎重，利尿时注意高钾血症。

（6）强心利尿，出现心力衰竭时应用强心药物同时加用利尿剂，如呋塞米 20~40 mg 静脉滴注，必要时 4 小时后可重复使用。

6. 预防感染 抢救过程中，应注意无菌操作，并给予大剂量广谱抗生素，预防感染。

五、产后出血的预防

1. 产前预防 通过系统围生保健，对有可能发生产后出血的高危人群进行一般转诊和紧急转诊，防止产后出血的发生，并做好抢救措施。

2. 产时预防 消除孕妇分娩时的紧张情绪，密切观察产程进展，防止产程延长。正确处理第二、第三产程，尽早使用缩宫素。

3. 产后预防 因产后出血多发生在产后 2 小时内，故胎盘娩出后，应分别在第 15 分钟、30 分钟、60 分钟、90 分钟、120 分钟监测生命体征，包括血压、脉搏、阴道出血量、子宫高度、膀胱充盈情况，及早发现出血和休克。鼓励产妇排空膀胱，与新生儿早接触，让新生儿早吸吮，以便能反射性引起子宫收缩，减少出血量。

课后练习题

一、选择题

1. 产后出血最常见的原因是

A. 宫缩乏力　　B. 胎盘、胎膜残留

C. 胎盘植入　　D. 软产道损伤

E. 凝血功能障碍

2. 产后出血是指胎儿娩出后 24 小时内出血量超过

A. 200 ml　　B. 300 ml

C. 400 ml　　D. 500 ml

E. 600 ml

3. 与产后宫缩乏力性出血无关的因素是

A. 产程延长　　B. 双胎妊娠

C. 羊水过多　　D. 巨大儿

E. 胎膜早破

4. 第一胎孕足月，阴道分娩，体重 3500 g，胎儿娩出后阴道持续出血 10 分钟，量 200 ml，子宫轮廓清楚，应首选的措施是

A. 按摩子宫底　　B. 肌内注射缩宫素 10~20 U

C. 开放静脉输血输液　　D. 手取胎盘

E. 检查软产道，如有裂伤即缝合

5. 胎儿娩出后 5 分钟，产妇开始出现较多量活动性阴道出血，呈暗红色，有血块，其原因是

A. 宫颈裂伤　　B. 凝血功能障碍

C. 产后宫缩乏力　　D. 胎盘部分剥离

E. 胎盘完全剥离

二、简答题

1. 产后出血的四大原因有哪些？

2. 胎盘滞留的原因有哪些？

三、病例分析题

患者，女，29 岁，主因“停经 41 周”入产房引产。

平素月经规律，核对孕周无误，定期产前检查，孕期平顺，未见异常。现孕 41 周，无产兆，胎动好，入院引产。

查体：一般情况正常，心肺（–），腹膨隆，无压痛反跳痛。

产科检查：宫高 34 cm，腹围 100 cm，估计胎儿 3800 g，头先露，固定，胎心率 140 次 / 分，腹软，未及宫缩，阴道检查：宫颈软，居中，颈管长 2 cm，先露 S–3，膜凸。骨盆径线正常。

胎心监护：NST 反应型。9 时给予缩宫素引产，产程进展顺利，11 时规律宫缩，17 时宫口开大 4 cm，予以人工破膜，羊水清，19 时 15 分宫口开全，20 时 46 分娩出一男婴，重 3850 g，10 分钟后胎盘自娩，胎盘、胎膜完整，出血约 180 ml。

产后半小时检查产妇生命体征平稳，子宫软，轮廓欠清，按压宫底阴道涌出血块约 200 ml，阴道持续少量鲜红色出血，持续按摩子宫，同时缩宫素持续静脉

滴注，效果不佳，按摩子宫时子宫体尚硬，宫缩好，停止后子宫变软，产后2小时内阴道累计出血600 ml。

问题：1. 该病例诊断及诊断依据是什么？

2. 需要完善的检查有哪些？

3. 该病例处理原则及措施有哪些？

第二节　子宫破裂

一、先兆子宫破裂的临床表现

子宫破裂多发生于分娩期，部分发生于妊娠晚期，分为完全性破裂和不完全性破裂。

1. 先兆子宫破裂　常见于产程长或有梗阻性难产等因素的孕产妇。表现为：①因胎先露下降受阻，子宫收缩过强，子宫体部肌肉增厚变短，子宫下段肌肉变薄拉长，出现病理性缩复环。②因子宫呈强直性收缩，产妇出现烦躁不安，呼吸、心率加快，下腹剧痛难忍，出现少量阴道流血。③膀胱受压充血，出现排尿困难及血尿。④因宫缩过强、过频，胎儿触不清，胎儿窘迫。

2. 子宫破裂

（1）不完全性子宫破裂：子宫肌层部分或全层破裂，但浆膜层完整，宫腔与腹腔不相通，胎儿及其附属物仍在宫腔内，称为不完全性子宫破裂，多见于子宫瘢痕破裂。查体可在子宫侧扪及逐渐增大且有压痛的包块，多有胎心率异常。

（2）完全性子宫破裂：子宫肌壁全层破裂，宫腔与腹腔相通，称为完全性子宫破裂。产妇突然感觉下腹一阵撕裂样剧痛，子宫收缩骤然停止。出现全腹持续性疼痛，并伴有低血容量休克的征象。

二、先兆子宫破裂的诊断

典型子宫破裂根据病史、症状、体征，容易诊断。子宫切口瘢痕破裂，症状、体征不明显，应结合既往病史、子宫下段压痛、胎心异常、胎先露上升、宫口缩小等综合判断。超声检查可协助确定破口部位及胎儿与子宫的关系。

课后练习题

一、选择题

1. 患者，女，25岁，初产妇，妊娠40周。临产后出现烦躁不安，呼吸加

快，剧烈下腹痛，下腹拒按。胎心听不清，查体见腹部有病理性缩复环，导尿为血尿。此时的诊断最可能是

A. 子宫破裂　　B. 先兆子宫破裂
C. 羊水栓塞　　D. 重型胎盘早剥
E. 急性阑尾炎

2. 子宫破裂的最典型表现是
A. 产妇在胎儿娩出后，阴道立即流血
B. 产后突然休克
C. 子宫出现病理性缩复环
D. 胎动消失伴阴道大流血
E. 宫缩消失，腹壁下可触及胎儿肢体

3. 患者，23岁，农民，初孕，停经36周，腹部阵痛11小时，突然阴道流液半小时，入院时产妇烦躁不安，持续呼痛，腹部检查：宫底高31 cm，子宫呈横椭圆形，脐部闻及胎心率168次/分，下腹明显膨隆，触之有痛感，阴道检查前导尿见尿液呈红色，宫口8 cm。最可能诊断为
A. 足先露　　B. 复合先露
C. 肩先露　　D. 忽略性横位，先兆子宫破裂
E. 臀先露，先兆子宫破裂

4. 初产妇，妊娠40周，产程进展24小时，宫口开大4 cm，宫缩强，患者烦躁不安，腹部拒按，有血尿，胎心率为90~100次/分，应考虑诊断为
A. 胎盘早期剥离　　B. 先兆子宫破裂
C. 子宫收缩过强　　D. 高张性宫缩乏力
E. 子宫不全破裂

5. 下列为子宫破裂的原因的是
A. 头盆不称阻塞性难产　　B. 缩宫素使用不当
C. 忽略性横位　　D. 子宫收缩不协调
E. 有子宫体肌瘤挖除手术史

二、简答题

1. 子宫破裂的病因有哪些？
2. 子宫破裂的鉴别诊断有哪些？

三、病例分析题

患者，女，30岁，经产妇，5年前曾经剖宫产1次，现孕37周，产程中产妇感腹痛剧烈。查体：宫高34 cm，左枕前位（LOA），胎心率152次/分，

宫缩持续 50 秒，间隔 2 分钟，强，子宫体部平脐部位凹陷，产妇烦躁不安，BP 120/80 mmHg，P 110 次 / 分。

1. 患者可能的诊断是什么？

2. 在观察过程中，产妇突然面色苍白，腹痛减轻，阴道少量出血，有血尿，BP 70/40 mmHg，P 124 次 / 分，这时可能出现的新诊断是什么？

3. 首选的处理原则是什么？

第三节　羊水栓塞

一、羊水栓塞的临床表现

羊水栓塞起病急骤、病情凶险、病死率高，是极其严重的分娩并发症。70% 发生在阴道分娩时，19% 发生在剖宫产时，11% 发生在分娩后，大多数发生在分娩前 2 小时至产后 30 分钟之间，极少数发生在中孕引产，羊膜腔穿刺时。

（一）典型羊水栓塞

典型羊水栓塞以骤然出现的低氧血症、低血压和凝血功能障碍为特征，也称羊水栓塞三联征。

1. 前驱症状　30%~40% 患者会出现非特异的前驱症状，如呛咳、呼吸急促、憋气、寒战、头晕、乏力、胸痛、焦虑、烦躁、濒死感、胎儿胎心减速、胎心变异缺失等，重视前驱症状有助于及时识别羊水栓塞。

2. 低血氧、心肺功能衰竭和休克　出现突发的憋气、呼吸困难、发绀、心动过速、低血压、血氧饱和度下降、急性右心衰竭，严重者可能数分钟内猝死。

3. 凝血功能障碍　以子宫出血为表现的全身出血倾向。

4. 急性肾衰竭等　除心肺功能衰竭及凝血功能障碍外，中枢神经系统和肾是常见受损的部位。

（二）不典型羊水栓塞

有些羊水栓塞的症状不典型，仅表现为呼吸短促抽搐、心律失常、烦躁、低血压、急性胎儿窘迫、心脏骤停、产后出血、凝血功能障碍，当其他原因不能解释时应考虑羊水栓塞。

二、羊水栓塞的诊断

基于临床表现和诱发因素进行诊断，常用的诊断依据是：

（1）急性发生的低血压或心脏骤停；

（2）急性低血氧：呼吸困难，发绀或呼吸停止；

（3）凝血功能障碍：有血管内凝血因子消耗或纤溶亢进的实验室证据或表现为严重出血但无其他可以解释的原因；临床表现发生在阴道分娩、剖宫产、刮宫术或产后短时间内；

（4）临床表现不能用其他疾病来解释。

羊水栓塞的诊断是临床诊断，母血涂片或器官病理检查找到羊水有形成分不是诊断羊水栓塞的必要依据，即使找到羊水有形成分，如果临床表现不支持，也不能诊断为羊水栓塞；如果临床表现支持羊水栓塞的诊断，即使没有找到羊水有形成分，也应诊断为羊水栓塞。

血常规、凝血功能、血气分析、心肌酶谱、心电图、胸部X线检查、超声心动图、血栓弹力图、血流动力学监测等有助于羊水栓塞的诊断及病情监测。

三、羊水栓塞的处理

羊水栓塞的处理原则是维持生命体征和保护器官功能。

一旦怀疑羊水栓塞，立即按照抢救流程实施，分秒必争，多学科密切协作提高抢救成功率。

1. 增加氧合 保持气道通畅，尽早实施面罩吸氧、心肺复苏、气管插管或人工辅助呼吸，维持氧供以避免呼吸心脏骤停。

2. 血流动力学支持 根据血流动力学状态，维持血压稳定。初始表现为肺动脉高压和急性右心衰竭。

（1）解除肺动脉高压：推荐药物为磷酸二酯酶-5抑制剂、前列环素、西地那非；盐酸罂粟碱、阿托品、氨茶碱、酚妥拉明等药物。

（2）维持血流稳定药物：多巴酚丁胺、磷酸二酯酶-5抑制剂兼具有强心和扩张肺动脉的作用，是治疗的首选。

（3）液体管理：限制性液体复苏，避免左心室和肺水肿。

3. 抗过敏 氢化可的松作为首选，或选用地塞米松。

4. 纠正凝血功能障碍

（1）积极处理产后出血。

（2）积极补充凝血因子：包括新鲜血、血浆、冷沉淀、纤维蛋白原等，必要时可静脉注射氨甲环酸。

5. 全面监测 包括血压、呼吸、心率、血氧饱和度、心电图、中心静脉压、心排血量、动脉血气和凝血功能等。

6. 产科处理 发生在分娩前时，应考虑立即终止妊娠。心脏骤停者应实施心肺复苏，复苏后无自主心搏可考虑紧急性剖宫产术。出现凝血功能障碍时，应果断快速行子宫切除术。

7. 器官功能受损的对症支持治疗 包括神经系统的保护、稳定血流动力学、血氧饱和度和血糖的维持、肝功能的支持、血液透析的适时使用、积极防治感染、胃肠功能维护等。

课后练习题

一、选择题

1. 预防羊水栓塞，下列正确的是
   A. 多发生在子宫收缩过弱的孕妇
   B. 人工破膜时应避开子宫收缩
   C. 宫缩过强时，不应给予减弱子宫收缩药物以免影响产程进展
   D. 中期妊娠羊膜腔穿刺引产术不会发生羊水栓塞
   E. 人工流产时不会发生羊水栓塞
2. 下列关于羊水栓塞错误的是
   A. 羊水进入母血循环引起的一系列严重症状的综合征
   B. 一般发生在破膜后，产程后期或分娩刚刚结束的时候
   C. 突发的产妇烦躁不安，呛咳，呼吸困难，血压下降
   D. 一般不会发生 DIC 或多器官功能衰竭
   E. 一般会发生凝血功能障碍
3. 羊水栓塞早期症状是
   A. 突然剧烈腹痛
   B. 阴道出血量与休克程度成反比
   C. 呼吸困难，咳嗽，发绀
   D. 子宫成板状，胎心消失
   E. 突然恶心、呕吐
4. 不是抢救羊水栓塞的措施的为
   A. 第一产程加强宫缩，促使尽早结束分娩
   B. 抗呼吸衰竭
   C. 纠正 DIC 及继发纤溶
   D. 抗循环衰竭
   E. 在第二产程发生者可根据情况经阴道助产
5. 胎儿娩出后，产妇突发憋气，胎盘娩出，阴道多量流血，血不凝，应考虑
   A. 子宫收缩乏力
   B. 软产道裂伤
   C. 羊水栓塞
   D. 凝血功能障碍
   E. 胎盘剥离不全

二、简答题

1. 什么是羊水栓塞三联征？
2. 发生羊水栓塞产科处理有哪些？

三、病例分析题

患者，女，26 岁，停经 39 周 2 天，阴道流液 1.5 小时。孕期平顺，定期产前检查未见异常，既往体健，初婚，初产。

查体：T 36.1 ℃，P 82 次 / 分，R 21 次 / 分，BP 118/73 mmHg。一般情况可，心肺（–），腹膨隆，无压痛反跳痛。产科检查：宫高 36 cm，腹围 101 cm，先露头，浅定，胎心率 140 次 / 分，腹软，宫缩持续 20~30 秒，间隔 3~4 分钟，打开窥器可见液池，pH 试纸变色。阴道检查：宫颈质中，颈管长 1 cm，容一指，先露 S–3，羊水清。

入院经过：患者 5 时入院，行胎心监护，完善相关检查。7 时 55 分患者坐起时突发咳嗽，憋气，双上肢痉挛，随即呼之不应，意识丧失，检查面部青紫，嘴唇发绀，四肢痉挛、抽搐，深长呼吸，BP 80/60 mmHg，脉搏弱，继之摸不到。8 时 5 分患者自主呼吸消失，血压测不到，瞳孔等大、等圆，子宫不弛缓，胎心未闻及。

问题： 1. 该病例诊断及诊断依据是什么？

2. 鉴别诊断有哪些？

3. 紧急处理措施有哪些？

第四节　胎儿窘迫

一、急性胎儿窘迫的临床表现及诊断方法

急性胎儿窘迫多因脐带异常、胎盘早剥、宫缩过强、产程延长等引起，主要发生在分娩期。

1. 产时胎心率异常　产时胎心率变化是急性胎儿窘迫的重要征象。正常胎心率基线为 110~160 次 / 分，缺氧早期胎心电子监护可出现胎心率基线代偿性加快、晚期减速或重度变异减速；随产程进展，尤其在较强宫缩刺激下胎心率基线可＜ 110 次 / 分，当胎心率基线＜ 100 次 / 分，基线变异≤ 5 次 / 分，伴频繁晚期减速或重度变异减速时，提示胎儿缺氧严重，胎儿常结局不良，可随时胎死宫内。

正常胎心监护无应激试验（NST）如图 8–2 所示，早期减速如图 8–3 所示，晚期减速如图 8–4 所示。

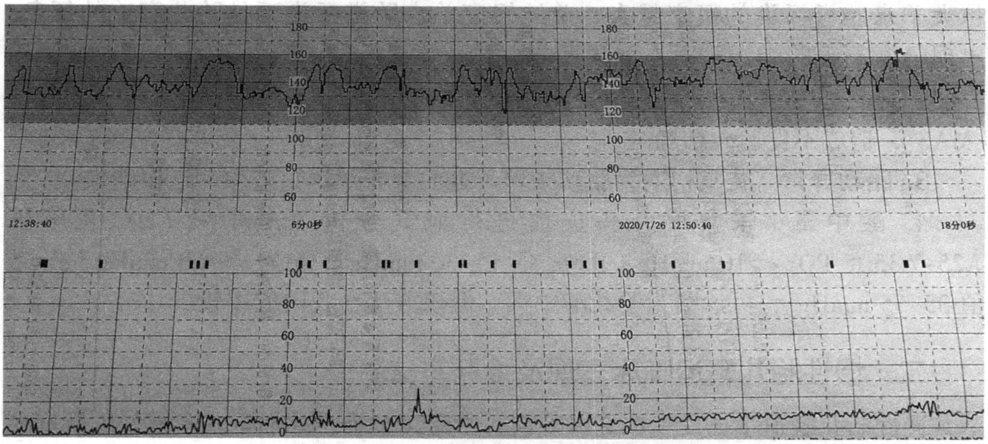

图 8-2　胎心监护无应激试验

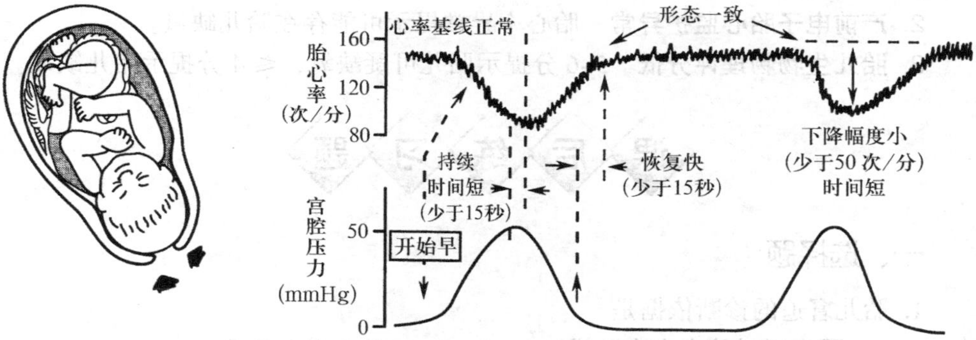

图 8-3　胎心监护早期减速

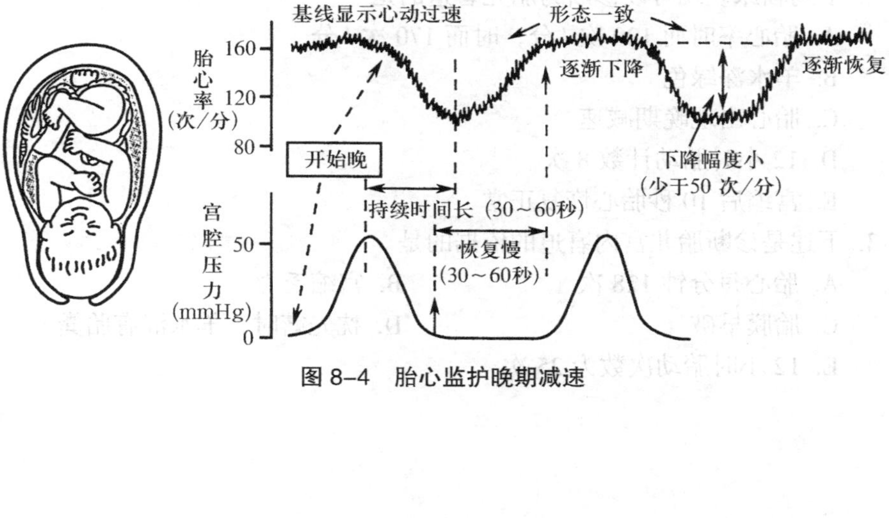

图 8-4　胎心监护晚期减速

2. 羊水胎粪污染 胎儿可在宫内排出胎粪，胎粪排出受孕周的影响，孕周越大羊水胎粪污染的概率越大。单纯轻度羊水胎粪污染不是胎儿窘迫的征象。出现轻度羊水胎粪污染时，如果胎心监护正常，不需要进行特殊处理；如果胎心监护异常，羊水污染严重，考虑存在宫内缺氧情况，会引起胎粪吸入综合征（MAS），造成不良胎儿结局。

3. 胎动异常 缺氧初期为胎动频繁，继而减弱及次数减少，进而消失。

4. 酸中毒 采集胎儿头皮血进行血气分析，若 pH < 7.20（正常值 7.25~7.35），PO_2 < 10 mmHg（正常值 15~30 mmHg），PCO_2 > 60 mmHg（正常值 35~55 mmHg），可诊断为胎儿酸中毒。但该方法在我国应用较少。

二、慢性胎儿窘迫临床表现及诊断方法

慢性胎儿窘迫主要发生在妊娠晚期，常延续至临产并加重。多因妊娠期高血压、慢性肾炎、糖尿病等所致。

1. 胎动减少或消失 胎动减少为胎儿缺氧的重要表现，应警惕，临床常见胎动消失 24 小时后胎心消失。

2. 产前电子胎心监护异常 胎心率异常提示可能存在胎儿缺氧。

3. 胎儿生物物理评分低 5~6 分提示胎儿可疑缺氧，≤ 4 分提示胎儿缺氧。

课后练习题

一、选择题

1. 胎儿窘迫的诊断依据是

A. 臀先露时羊水中有胎粪　　B. NST 试验反应型

C. 羊水 I 度污染　　D. 胎心监测早期减速

E. 胎头头皮 pH < 7.2

2. 下列临床表现可以诊断为胎儿窘迫的是

A. 胎心率时而 120 次 / 分，时而 170 次 / 分

B. 羊水深绿色

C. 胎心出现晚期减速

D. 12 小时胎动计数 8 次

E. 宫缩后 10 秒胎心恢复正常

3. 下述是诊断胎儿宫内窘迫的依据的是

A. 胎心每分钟 128 次　　B. 宫缩乏力

C. 胎膜早破　　D. 枕先露时，羊水混有胎粪

E. 12 小时胎动次数为 25 次

4. 一孕妇，妊娠 32 周，合并心脏病，行胎心监护，见 FHR 为 120 次 / 分，20 分钟内有 2 次胎动，胎动时，胎心率不加速，最可能的诊断是

A. 胎儿储备功能良好　　B. 慢性胎儿窘迫
C. 急性胎儿窘迫　　D. 胎儿处于睡眠状态
E. 无法做出诊断

5. 下述哪项外均是胎儿窘迫的临床表现

A. 羊水浑浊Ⅱ度　　B. 胎心电子监护 FHR 110 次 / 分
C. 24 小时尿雌激素为 8 mg　　D. 12 小时胎动计数 8 次
E. 无应激试验，胎动时胎心率加速 15 次 / 分

二、简答题

1. 简述急性胎儿窘迫的常见病因。
2. 简述急性胎儿窘迫的临床表现。

三、病例分析题

孕妇 ××，28 岁，孕 2 产 0，因规律腹痛 5 小时于 2007 年 4 月 10 日入院。平素月经规律，LMP 2006 年 6 月 25 日，孕期平顺，在本院产前检查 8 次，无明显异常。于 5 小时前规律下腹坠痛，见红，无阴道流液。既往：2004 年人工流产 1 次。否认慢性病史，否认药敏史。

查体：BP 120/80 mmHg，P 72 次 / 分，R 16 次分，T 36.0 ℃。一般情况好，心肺听诊正常，双下肢无水肿，产科检查：宫高 32 cm，腹围 105 cm，腹软，可触及宫缩，持续 30 秒，间隔 3~4 分钟，强度（+）。胎儿左枕横位，胎头入盆，固定。胎心率 140 次 / 分，估计胎儿体重 3300 g。骨盆各径线正常，宫颈软，消失，宫口开大 1 cm，先露 S-2，可见少量血性阴道分泌物。入院后常规胎心率基线 150 次 / 分，变异窄幅，出现轻度可变减速，行人工破水，羊水Ⅱ度污染。

问题

1. 该病例诊断是什么？
2. 该病例诊断依据有哪些？
3. 该病例鉴别诊断要点有哪些？
4. 该病例治疗措施有哪些？预后如何？

（北京市密云区医院　吕　静　翟雅楠　王允锋）

第九章 妇科病史及检查、外阴及阴道炎症、盆腔炎症

【实习目的】

1. 掌握妇科病史的采集、妇科病历书写、妇科检查的基本操作。

2. 熟悉各种阴道炎的特点，临床常见的几种阴道炎的病因、临床表现、诊断方法及治疗；结核性盆腔炎的传播途径、病因、临床表现、诊断依据和治疗原则。

3. 了解慢性盆腔炎的病理变化、临床表现和治疗原则。

【实习内容】

1. 阴道的正常菌群及影响阴道生态平衡的因素。妇科病史采集中对生育史、月经史的问诊方法；窥阴器的使用、妇科内诊的操作手法（双合诊）。

2. 临床常见的各种阴道炎的病因、病原体、临床表现，诊断方法及治疗。

3. 急、慢性盆腔炎的病因、病理变化、临床表现、诊断、鉴别诊断、预防及治疗方法。

4. 结核性盆腔炎的传播途径、病理变化、临床表现、诊断、鉴别诊断、预防及治疗。

【实习方法】

1. 实习学生由一名教师带教。妇科门诊见习。

2. 带教老师选择合适的患者和病例，由带教老师示范讲解收集资料的过程。

3. 在带教老师指导下学习检查措施，显微镜下看滴虫和白念珠菌的菌丝与孢子。

（1）选择病情平稳，能配合问诊、查体的盆腔炎症及阴道炎症患者 2~3 名。

（2）准备妇科检查模型、妇科检查床、窥器、会阴垫、手套、载玻片、棉签、生理盐水、氯化钾溶液、显微镜。

（3）预习提纲：将本次实习课涉及的重点理论知识、问诊要点、查体要点打印成提纲，提前发放给学生。

4. 如没有合适的患者教师准备 2 份病历、病历分析，结合临床病历开展小讲课，带教老师总结。

第一节　妇科病史及检查

一、病史采集

1. 一般资料：包括患者姓名、性别、年龄、职业、民族、就诊日期等。

2. 主诉：患者就诊要求解决的主要问题，促使患者就诊的主要症状与持续时间。例如：外阴瘙痒 2 天、下腹坠痛 3 天。

3. 现病史：指患者本次疾病发生、演变和诊疗全过程，应以主诉的症状为核心，按时间顺序书写。

妇科主要情况及问病史中应注意的要点：所有症状出现前有无诱因。

（1）腹痛：发生时间、持续时间、疼痛性质、部位、加重或缓解的因素及伴随症状。

（2）出血：发生时间、持续时间、出血与月经周期的关系、出血量、颜色、有无排出物、伴随症状。有无性交后出血。

（3）白带：量、性状、有无异味、持续时间及有无外阴瘙痒等。

（4）下腹部肿物：发现时间、部位、增长速度、硬度、活动度、大小、边界、压痛；是否有压迫症状（排尿排便异常）、伴随症状（疼痛、阴道出血、胃肠道症状等）。

（5）一般情况的变化：精神、食欲、睡眠、排尿、排便、体重变化。

4. 月经史

（1）周期：主要是月经日数及周期日数，初潮及绝经年龄，末次月经日期，可记录为“初潮年龄，月经日数/周期日数（末次月经日期或绝经年龄）”，如 12 岁，5/30 天（2019-1-1 或 52 岁）。

（2）月经日期：必须确切，必须问清每一位患者的末次月经（LMP）的起止日期。必要时还要问清前次月经（PMP）的起止日期。

（3）月经量：可询问每次经期用卫生巾的量。

（4）经期症状：痛经是最多见的症状，疼痛程度可用 VAS 评分评估。

5. 婚育史

（1）询问是否未婚、已婚或未婚而有性生活史，以利于考虑妇科检查方式（阴道或肛门检查）、疾病性质及妊娠的可能性。

（2）婚次，如女方第一婚有生育而第二婚无生育，则不孕问题可能在第二夫。

（3）孕次、产次、流产次、死产次、现存子女数。

（4）难产史，用异常分娩史更合适。

（5）末次妊娠时间及分娩方式，末次流产时间及方式。

（6）采用何种计划生育措施。

6. 既往史、个人史、家族史

（1）以往健康状况，曾患何种疾病，特别是妇科疾病及腹部手术史等。应询问与现在疾病有关的过去病史，例如盆腔结核患者的肺结核或胸膜炎病史，盆腔炎患者的盆腔手术史，外阴瘙痒患者的糖尿病史等。

（2）生活、工作、居住地情况，有无吸烟、酗酒等不良习惯，有无多性伴，有无毒品使用史。

（3）家族中有无遗传病、传染病史；父母健康状况，有无高血压、糖尿病等，家族中女性成员有无类似相关疾病，有无妇科肿瘤病史。

二、体格检查

1. 全身检查 生命体征如体温、呼吸、脉搏、血压、神智、发育、营养、贫血貌、黄染、淋巴结，以及必要时测量体重和身高，必要的甲状腺、心、肺检查。

2. 腹部检查 注意观察腹部外形，有无瘢痕、静脉曲张、妊娠纹，腹壁松弛或紧张程度；有无压痛，压痛部位、范围、程度，有无反跳痛；如触到肿物应确定位置、大小（以厘米为单位或用相当的妊娠月份大小表示）、形状、质地、活动度、表面光滑或有高低不平隆起、有无压痛；腹水征，肠鸣音。如为妊娠应检查宫底高度、腹围、胎位、胎心等。

3. 盆腔检查 未成年少女需监护人陪同。

（1）外阴：发育情况，阴毛多少和分布情况，重点注意前庭大腺及尿道旁腺的解剖部位有无红肿、溃疡及肿物；阴道口形状（未婚式、已婚式、经产式）。

（2）阴道：是否通畅、有无黏膜充血、分泌物量及性状、有无阴道前后壁膨出。

（3）宫颈：大小硬度，有无举痛；有无柱状上皮异位及其程度；有无触血、纳囊、裂伤、息肉、赘生物；未产或已产型。

（4）子宫：位置、大小、硬度、压痛、活动度。

（5）附件：有无增厚、压痛、肿物。肿物的位置、囊或实性、大小、活动度，与子宫关系，有无压痛；宫旁组织：有无增厚、压痛。

（6）阴道穹：有无饱满、触痛、结节。

必要时行三合诊检查，未婚者只宜行肛腹诊，如病情需要，与本人及家属沟通同意后签署知情同意书，方可做阴道检查。

三、辅助检查

辅助检查包括血尿常规检查、阴道分泌物检查、细菌培养、宫颈涂片（TCT、HPV、脱落细胞）、激素测定、盆腔超声、CT、MRI 等。

妇科病历书写格式同一般病历，应将妇科检查放在体格检查的最后部分的专科检查中。病历必须签字，实习医师必须请指导老师复核后签字，如：教师姓名/学生姓名。

四、妇科盆腔检查

（一）检查前准备

1. 排空膀胱　有些患者因尿路不通畅或存在膀胱疾病，不能排空膀胱或膀胱中有残余尿者，应行导尿。

2. 消毒　有阴道出血或近期做过阴道手术者，如有检查指征，应消毒后检查（无菌检查法）。

3. 体位　膀胱截石位，臀部置于台缘，头略抬高，两手平放于身旁，以便腹肌松弛。

（二）检查方法、步骤

检查程序：由外向内，先做外阴部检查，继而阴道窥器视诊、最后指诊内生殖器。

1. 外阴部检查　观察外阴的发育，阴毛多少及分布，外阴和尿道有无红肿或慢性炎症，外阴皮肤色泽，前庭大腺是否肿大。要求分开两侧小阴唇观察阴道口处女膜状态：完整（未婚式）、破裂（已婚式）或仅残余处女膜痕（经产式）。阴道前后壁有无膨出，增加腹压时有无子宫脱垂、尿失禁等。

2. 阴道窥器检查

（1）放置方法：先用生理盐水润滑阴道窥器，检查者用左手分开小阴唇，右手示指及中指夹住窥器，将两叶并拢的窥器倾斜约45°，沿阴道后壁缓缓插入，然后转成正位，轻轻打开窥器，直至宫颈完全暴露（注意放窥器时不要碰触敏感的尿道周围区，不要将阴唇卷入阴道，张开窥器时避免损伤宫颈而致出血）。

（2）阴道视诊：检查时注意旋转阴道窥器，观察阴道黏膜有无充血、出血、溃疡、新生物等，分泌物量多少、性质、颜色、有无臭味。注意成年期阴道弹性良好，绝经后弹性消失，呈松弛状或萎缩狭窄。

（3）宫颈视诊：观察宫颈大小、色泽、外口形状，有无柱状上皮异位、撕裂、外翻、息肉或肿物。正常宫颈大小与宫体比例为1∶2，小宫颈提示宫体发育不良的可能，经产妇宫颈一般大于未产妇，绝经后宫颈逐渐萎缩，正常色泽为粉红色，妊娠期呈紫色，急性炎症时为血红色。宫颈外口形状未产妇为圆形，经产妇呈大小不一的一字形，甚至裂成两瓣或星状，裂伤严重常伴随前后两唇外翻，使宫颈管内膜暴露出来，呈糜烂状。综合病史及年龄进行宫颈癌筛查，滴虫、真菌、阴道分泌物清洁度、内分泌等涂片检查。

3. 双合诊检查

（1）目的：通过触诊检查阴道、宫颈、子宫、输卵管、卵巢及宫旁结缔组织和韧带及盆腔内壁情况。

（2）方法：内诊手戴手套，示指、中指蘸润滑剂，轻轻沿阴道后壁进入，检查阴道深度、宽度，有无畸形，有无粘连，黏膜面有无瘢痕、肿块，以及阴道穹部情况，触诊宫颈的大小、硬度。正常硬度约如鼻尖，妊娠期宫颈变软，发生癌肿时硬度增加。然后将内诊手指移向阴道穹后部，另一手放在下腹正中经腹部下压宫体，上下两手配合触摸子宫的轮廓、大小、硬度、活动度及有无压痛，然后移向阴道穹侧部；另一手移至同侧下腹部检查附件及宫旁组织有无增厚、肿物及压痛等。子宫位置可分为前倾、前屈、水平、后倾及后屈位。双合诊时正常的输卵管、卵巢是扪不到的，但在某些情况下（如经前、妊娠早期等），也可能扪到，但随后又消失。绝经后的卵巢萎缩不可扪到，如可触及就需认真随诊。

4. 三合诊检查 方法是将示指插入阴道、中指插入直肠，与放在下腹部耻骨联合上方的另一只手配合进行触诊。三合诊更有利于了解后倾子宫、宫体后方（包括子宫骶骨韧带）及两侧的病变。

当月经期、子宫出血期、产后、流产后、刮宫后，应尽量避免阴道检查，必要时在无菌条件下进行阴道检查。

5. 子宫颈细胞学检查 是早期子宫颈癌筛查的基本方法。细胞学检查特异性高，但敏感性较低，简便易行且可靠。一般于子宫颈癌好发部位即宫颈外口鳞柱状上皮交界处，用取样刷轻轻刷 3~5 周，一定要全面，即以宫颈外口为圆心将取样刷旋转 360°，不要过分用力，以免损伤组织，引起出血而混有大量红细胞，影响检查结果。如白带过多，应先用无菌干棉球轻轻拭去。将取样刷头置入细胞保存液中，送病理检查，即宫颈薄层液基细胞学检查（TCT）。

6. 阴道涂片方法 从阴道侧壁采取标本，了解卵巢或胎盘功能，主要反映雌激素水平，自阴道上 1/3 侧壁采取较为理想。用阴道窥器扩张阴道后，直视下用刮板在阴道侧壁上 1/3 处轻轻刮取少量分泌物，涂布在玻片上，立即放入固定液内固定。

第二节　外阴及阴道炎症

一、前庭大腺炎症

前庭大腺炎症可分前庭大腺炎（bartholinitis）、前庭大腺脓肿（abscess of bartholin gland）和前庭大腺囊肿。（bartholin cyst）

1. 临床表现 前庭大腺炎起病急，多为一侧，胀痛明显，有烧灼感。局部皮肤红、肿、热、痛，腺体开口处可见白色小点。若感染进一步加重，脓肿形成，疼痛剧烈，脓肿成熟时有局部波动感，可伴有发热等全身症状。脓肿可自行破溃，脓液引流后，炎症消退，容易反复发作。前庭大腺囊肿一般无自觉症状，在外阴后方出现无痛性囊性包块。囊肿可继发感染，形成脓肿，反复发作。

2. 治疗

（1）药物治疗：急性发作时选择喹诺酮类或头孢菌素类联合甲硝唑抗感染治疗，取分泌物送细菌培养及做药敏试验。

（2）手术治疗：脓肿需尽早切开引流，切口选择波动最明显处内侧黏膜面切开，并放置引流条，定时换药直至愈合。无症状囊肿可不予处理，囊肿大或反复发作可行造口术。

二、滴虫性阴道炎

滴虫性阴道炎（trichomonas vaginitis，TV）由阴道毛滴虫引起，也是常见的性传播疾病。

1. 临床表现

（1）阴道分泌物增多，大量白带，脓性，有时带泡沫，呈黄绿色，严重者有恶臭味。

（2）外阴瘙痒，主要为阴道口及外阴处。

（3）阴道壁黏膜充血，有散在出血点，宫颈有出血点而形成“草莓样”宫颈。

（4）用生理盐水悬滴法（湿片法）检查白带标本，可见到呈波状运动的滴虫（图 9-1，另见彩插）。

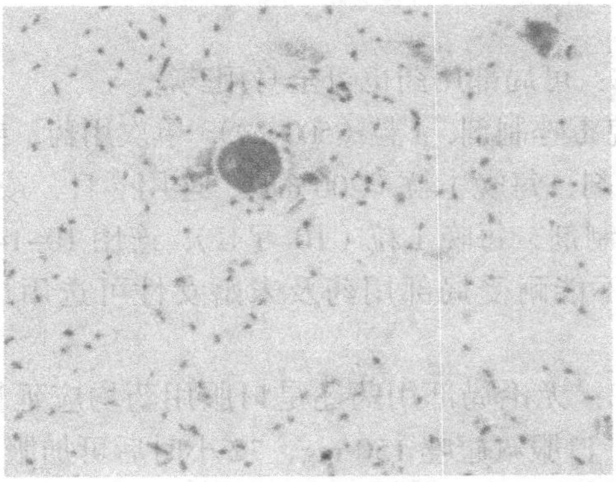

图 9-1　滴虫（镜下观）

2. 治疗

（1）全身用药：甲硝唑 2 g 单次口服；或替硝唑 2 g 单次口服；或甲硝唑 400 mg，每日 2 次，连服 7 日。

（2）性伴侣应同时治疗，并避免无保护性行为。

三、外阴阴道假丝酵母菌病

1. 临床表现

（1）外阴阴道假丝酵母菌病（vulvovaginal candidiasis，VVC）主要表现为剧烈外阴瘙痒，阴道分泌物增多，晚间明显。部分患者伴有外阴烧灼感、性交痛、排尿痛。

（2）阴道分泌物特征白带增多，典型的白带呈白色稠厚豆腐渣样，检查时可见小阴唇内侧及阴道黏膜附着白色膜状物。

（3）生理盐水 +10% 氢氧化钾悬滴法（湿片法）可在显微镜下找到芽孢和假菌丝（图 9-2，另见彩插）。

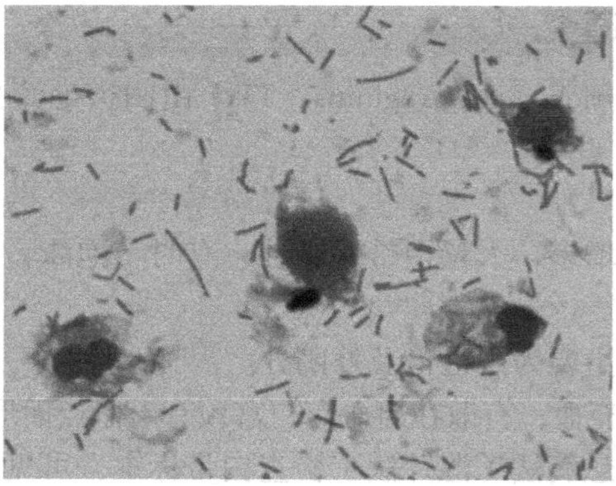

图 9-2　外阴阴道假丝酵母菌（镜下观）

2. 治疗

（1）单纯性 VVC：可局部用药也可全身用药。

1）局部用药：克霉唑制剂，1 粒（500 mg），单次用药，或每晚 1 粒（150 mg），连用 7 日；咪康唑制剂，每晚 1 粒（200 mg），连用 7 日，或每晚 1 粒（400 mg），连用 3 日；制霉菌素制剂，每晚 1 粒（10 万 U），连用 10~14 日。

2）全身用药：不能耐受局部用药及未婚女性可选用口服药物，如氟康唑 150 mg 顿服。

（2）复杂性 VVC：无论局部用药还是口服用药均应延长治疗时间，局部用药可延长为 7~14 日；口服氟康唑 150 mg，72 小时后可加服 1 次。局部瘙痒严重可应用低浓度糖皮质激素软膏或唑类霜剂涂抹。

四、细菌性阴道病

细菌性阴道病（bacterial vaginosis，BV）为阴道内正常菌群失调所致的一种混合感染。

1. 临床表现

（1）10%~40% 患者无症状，有症状者表现为阴道分泌物增多、稀薄，有鱼腥味，可伴有轻度外阴瘙痒或烧灼感，性交后症状加重。

（2）阴道分泌物生理盐水悬滴法，高倍镜下可找到线索细胞（图 9-3，另见彩插）。阴道分泌物 pH ＞ 4.5，胺试验阳性。

2. 治疗　选用抗厌氧菌药物。

（1）全身用药：首先甲硝唑 400 mg，口服，每日 2 次，共 7 日；其次为替硝唑 2 g，口服，每日 1 次，连服 3 日；或克林霉素 300 mg，口服，每日 2 次，连服 7 日。

（2）局部用药：甲硝唑制剂 200 mg，每晚 1 次，连用 7 日。

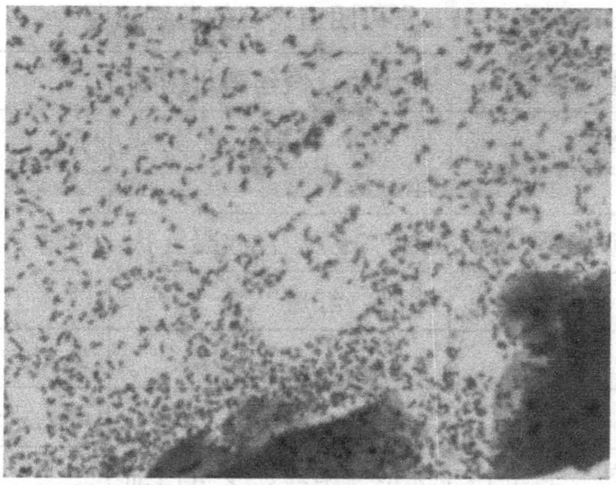

图 9-3　细菌性阴道病（镜下观）

五、萎缩性阴道炎

萎缩性阴道炎（atrophic vaginitis）为雌激素水平降低、局部抵抗力下降引起，以需氧菌感染为主，常见于绝经后老年女性。老年性阴道炎与正常阴道菌群的对比见图 9-4、图 9-5（另见彩插）。

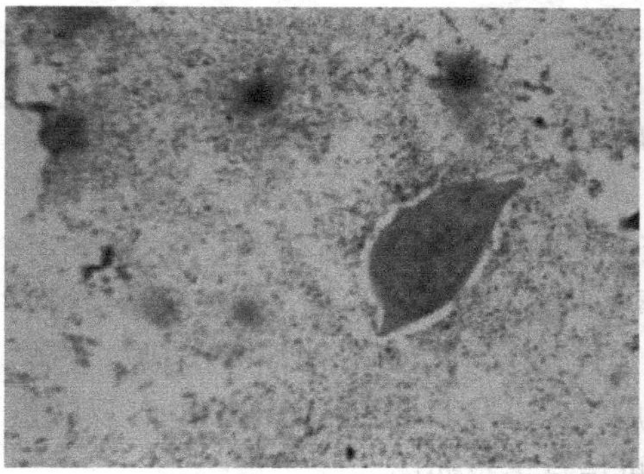

图 9-4　老年性阴道炎菌群（镜下观）

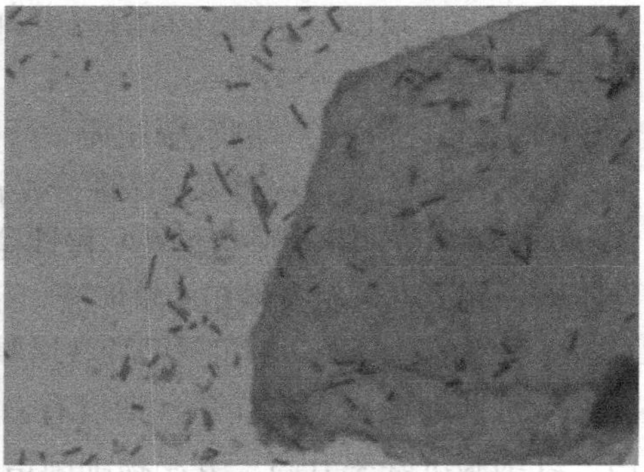

图 9-5　正常阴道菌群（镜下观）

1. 临床表现

（1）外阴灼热不适、瘙痒、阴道分泌物增多，呈黄水状，严重者可呈脓血性分泌物。

（2）阴道皱襞消失、萎缩、平薄，阴道黏膜充血，有小出血点，可见浅表溃疡。

（3）有血性分泌物者需与生殖道恶性肿瘤相鉴别。

2. 治疗　原则为补充雌激素，增加阴道抵抗力，使用抗生素抑制细菌生长。

（1）雌三醇软膏局部涂抹；口服替勃龙 2.5 mg，每日 1 次。

（2）阴道局部应用甲硝唑或诺氟沙星制剂。

常见阴道炎症的鉴别诊断见表 9-1。

表 9–1　常见阴道炎症的鉴别诊断

鉴别要点	细菌性阴道病	外阴阴道假丝酵母菌病	滴虫性阴道炎
症状	分泌物增多，无或轻度瘙痒	分泌物增多，重度瘙痒，烧灼感	分泌期增多，轻度瘙痒
分泌物特点	白色、匀质、腥臭味	白色、豆渣样或凝乳状	稀薄、脓性、泡沫状、有臭味
阴道黏膜	正常	水肿、红斑	散在出血点
阴道 pH	＞ 4.5	＜ 4.5	＞ 4.5
胺试验	阳性	阴性	可为阳性
显微镜检查	线索细胞、少量白细胞	芽孢、菌丝、少量白细胞	阴道毛滴虫、多量白细胞

第三节　盆腔炎性疾病

盆腔炎性疾病（pelvic inflammatory disease，PID）是常见的女性上生殖道感染性疾病，可涉及子宫内膜、输卵管、卵巢和盆腔腹膜，输卵管炎为特征性病变。

1. 临床表现

（1）下腹及腰痛：可伴有阴道出血、白带增多、性交痛。炎症者可有发热、呕吐、腹胀等。

（2）腹部检查：双侧下腹压痛、反跳痛和肠鸣音减弱，常提示盆腔腹膜炎。

（3）妇科检查：阴道可有脓性分泌物，宫颈可充血水肿，宫颈举痛，附件区压痛，如为输卵管卵巢囊肿可扪及。慢性盆腔炎子宫常呈后位，活动受限，粘连固定，在子宫一侧或两侧触及增粗的输卵管，呈索条状，并有轻度压痛。盆腔有结缔组织炎时，子宫的一侧或两侧可触及片状增厚、压痛，子宫骶骨韧带增粗、变硬、压痛。

（4）辅助检查：炎症急性期可有白细胞计数、中性粒细胞百分比、C 反应蛋白、红细胞沉降率升高，分泌物细菌培养可培育出致病菌。

急性盆腔炎的鉴别诊断见表 9–2。

表 9–2　急性盆腔炎的鉴别诊断

鉴别要点	急性盆腔炎	输卵管妊娠破裂	卵巢囊肿蒂扭转	急性阑尾炎
症状	流产或产后逐渐发生的双侧下腹疼痛，伴发热；月经量多或经期延长	停经后突发一侧下腹剧烈疼痛；少量阴道出血；肛门坠胀感	突发一侧下腹绞痛，伴恶心、呕吐，与体位改变可相关，或有盆腔囊肿史	转移性右下腹痛，伴恶心、呕吐
体征	发热 39~40 ℃；急性病容；下腹压痛	贫血貌；下腹一侧压痛明显，有移动性浊音	痛苦面容；下腹包块、触痛	发热；麦氏点压痛、反跳痛及肌紧张

续表

鉴别要点	急性盆腔炎	输卵管妊娠破裂	卵巢囊肿带扭转	急性阑尾炎
妇科检查	脓性白带；宫颈举痛，或子宫压痛或双侧附件区压痛，增厚或者触及包块	少许阴道出血；宫颈举痛；子宫漂浮感	一侧附件区囊性包块，压痛明显	可无异常
化验	白细胞及中性粒细胞增高；经阴道穹后部穿刺抽出渗出液或脓液	尿 HCG 阳性，血 HCG 升高，经阴道穹后部穿刺抽出不凝血	白细胞正常或增高	白细胞及中性粒细胞均增高

2. 治疗　主要为抗生素药物治疗，必要时手术治疗。

（1）轻症患者门诊治疗，口服抗生素，并定期随访。

（2）重症患者住院治疗，包括一般支持治疗，半卧位卧床休息，给予高热量饮食，补充液体，纠正电解质紊乱及酸碱失衡。高热时降温，腹胀者行胃肠减压，避免不必要的妇科检查。

（3）抗生素治疗：给药途径以静脉滴注见效快。主要药物：头霉素或头孢菌素类；克林霉素与氨基糖苷类联合；青霉素与四环素类联合；喹诺酮类与甲硝唑类联合。

（4）手术治疗：抗生素控制不满意的输卵管卵巢脓肿或盆腔脓肿应及时手术，避免破裂；药物治疗好转，包块仍未消失并已局限者可进行手术治疗；脓肿破裂有感染中毒休克表现者应在抗感染的同时进行手术治疗。

第四节　生殖器结核

生殖器结核是由结核分枝杆菌引起的女性生殖器炎症，也称结核性盆腔炎，是全身结核的表现之一，常继发于身体其他部位结核。常见的感染途径有：血行传播、直接蔓延、淋巴传播、性交传播。

1. 临床表现

（1）不孕：输卵管黏膜纤毛破坏、粘连、管腔堵塞、蠕动受限，子宫内膜破裂妨碍受精卵着床。

（2）月经失调：早期子宫内膜充血、溃疡，出现月经过多；晚期子宫内膜破坏，宫腔粘连变形，严重导致月经稀发或闭经。

（3）下腹坠痛：由于盆腔炎性病变即粘连造成。

（4）全身症状：可有结核病一般症状，如发热、盗汗、乏力、消瘦。严重者出现高热等全身中毒表现。

（5）全身及妇科检查：较多患者因不孕行诊刮术、子宫输卵管碘油造影、腹腔镜检查时发现患有盆腔结核；合并腹膜结核可有腹部柔韧感或腹水征象；子宫活动受限，附件区可触及条索状输卵管或形态不规则肿块，要与子宫内膜异位症、卵巢癌相鉴别。

2. 治疗

（1）抗结核药物治疗：遵循早期、联合、规律、适量、全程的原则。异烟肼、利福平、乙胺丁醇、吡嗪酰胺等药物联合应用。

（2）支持治疗：注意休息，增加营养，适当参加体育锻炼，增强体质。

（3）手术治疗：出现以下情况应考虑手术治疗。盆腔包块经药物治疗后不能完全消退；药物治疗无效或反复，需与恶性肿瘤相鉴别；形成巨大包块或包裹性积液；子宫内膜结核严重，内膜广泛破坏，药物治疗无效者。年龄大者可行全子宫及双侧附件切除术，年轻女性尽量保留卵巢功能，未生育者尽量保留生育功能。

课后练习题

一、选择题

1. 关于外阴阴道假丝酵母菌病的诱发因素，下列不正确的是

A. 糖尿病　　B. 长期使用激素类药物

C. 妊娠　　D. 月经来潮

E. 长期使用抗生素

2. 关于外阴阴道假丝酵母菌病的临床表现，下列错误的是

A. 白色豆渣样分泌物

B. 阴道壁上可见白色假膜，擦去后可见浅表溃疡

C. 阴道粘连、闭锁

D. 尿频、尿痛

E. 外阴瘙痒、灼痛

3. 正常女性阴道内正常寄生菌主要为

A. 大肠埃希菌　　B. 阴道杆菌

C. 消化链球菌　　D. 表皮葡萄球菌

E. 棒杆菌

4. 关于滴虫性阴道炎的传播方式，下列不正确的是

A. 性交传播　　B. 公共浴池传播

C. 不洁器械和敷料传播　　D. 长期应用抗生素导致菌群失调

E. 游泳池传播

5. 关于细菌性阴道病，下列错误的是

A. 是一种混合性细菌感染

B. 妇科检查阴道并无明显炎症病变

C. 白带灰白色，有恶臭味

D. 白带涂片发现线索细胞即可确诊

E. 治疗首选甲硝唑

二、问答题

1. 试述细菌性阴道病的诊断要点。
2. 阴道微生态的组成有哪些？

三、病例分析题

赵某，女，25 岁，因“反复外阴瘙痒伴白带增多 3 月”就诊。

患者平素月经规律，4/28 天，量中等，无痛经，末次月经 2020–4–9，性质同前。近 3 个月每次月经干净后出现外阴瘙痒，夜间明显，白带增多，呈豆渣样，无明显异味。自行在药店购买药物，阴道给药治疗，效果欠佳。为进一步诊治来院。

既往体健，未婚，有性生活史。孕 0 产 0。

妇科检查：外阴已婚，黏膜充血；阴道通畅，黏膜充血红肿，白带量多，为豆渣样，无异味；宫颈正常大小，光滑，无接触性出血，无触痛；宫体前位，常大，活动，无压痛；双侧附件区未触及异常。

阴道微生态检查：清洁度 4 度，真菌（+）。

问题：

1. 本例诊断是什么？
2. 本病的诱发因素有哪些？
3. 单纯性 VVC 的治疗措施有哪些？

（北京电力医院　刘文苹　张　琰　陈升平）

第十章 子宫颈肿瘤

【实习目的】

1. 掌握宫颈鳞状上皮内病变及宫颈癌的诊断及治疗。

2. 熟悉宫颈鳞状上皮内病变与宫颈癌的关系、流行病学；宫颈癌的病理变化及转移途径，早期诊断方法及临床分期。

3. 了解宫颈的正常解剖和组织学；宫颈良性病变的临床和病理；宫颈癌的治疗原则与预后。

【实习内容】

1. 宫颈的正常解剖关系及组织学。

2. 慢性宫颈炎的病理变化、临床表现、诊断和治疗。

3. 子宫颈病变的组织发生学，宫颈鳞状上皮内病变、原位癌、早期浸润癌和浸润癌的病理变化。

4. 子宫颈癌的转移途径、临床分期、临床表现、和诊断方法。

5. 宫颈鳞状上皮内病变的标准诊断方法。

6. 各期子宫颈癌的治疗原则及预后。

【实习方法】

1. 实习学生由一名教师带教。

2. 带教老师选择合适的患者和病例，由带教老师讲解收集资料的过程。

3. 在带教老师指导下学习检查措施，观看病变标本的图片及肿瘤细胞学的病理标本。

4. 如没有合适的患者教师准备2份病历、病历分析，结合临床病历开展小讲课，带教老师总结。

第一节 子宫颈上皮内瘤变

一、正常宫颈解剖

正常宫颈解剖见图10-1（另见彩插）。

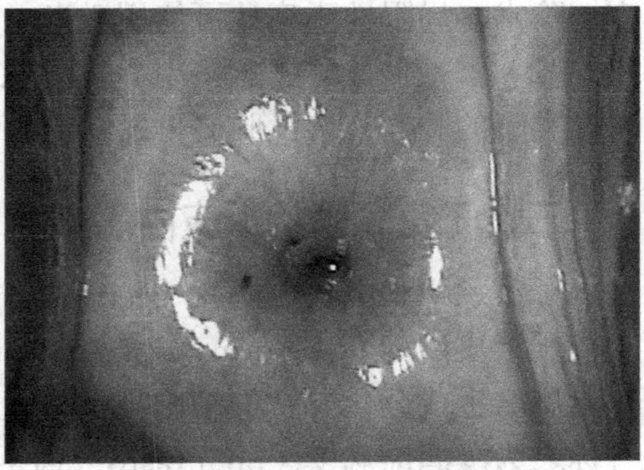

图10-1 正常宫颈解剖

1. 宫颈柱状上皮异位（columnar ectopy）实际不是“异位”。正常情况下，青春期、妊娠期及育龄妇女的宫颈外口附近常被鲜红色、颗粒状的柱状上皮覆盖，有时表面附着白色或黄色分泌物。

2. 妊娠期柱状上皮增生更加显著，柱状上皮比鳞状上皮脆弱，更易出血。

3. 柱状上皮增生与雌激素有关，绝经后柱状上皮和宫颈、子宫均萎缩，鳞柱交界内移至宫颈管内。

4. 用阴道窥器检查经产妇时，因宫颈外口松弛，张开窥器后常可见宫颈管内面的柱状上皮，此为生理现象。

5. 以往的“宫颈糜烂”被视为疾病，现在已从教科书中剔除，“宫颈糜烂”不需治疗，与宫颈癌无任何关系。

二、宫颈良性肿瘤

（一）宫颈息肉

1. 临床表现 宫颈息肉（cervical polyp）病因不明，40岁后多见。多数无症状，体检时可偶尔发现。宫颈息肉也可引起阴道出血及分泌物增多。

2. 病理表现 宫颈息肉呈红色、舌状、多数有蒂。

3. 治疗 行息肉摘除术。用卵圆钳抓住息肉，顺时针或逆时针方向持续扭转，直至息肉蒂部脱落为止，局部压迫止血。

（二）宫颈肌瘤及腺肌瘤

1. 临床表现

（1）多发生于生育年龄妇女。

（2）可有白带增多、颜色发黄等异常，少数患者月经量增多。

（3）接触性阴道出血或不规则阴道出血。

（4）平滑肌瘤较大时可压迫膀胱或直肠，出现尿频、不能憋尿或小便困难、盆腔痛、里急后重或大便变细、困难。

（5）腺肌瘤可有痛经。

2. 盆腔检查 宫颈局部占位性病变，可致宫颈变形，或有肿瘤自颈口脱出，呈球形。

3. 诊断 确诊有赖于组织病理学检查。

4. 治疗原则

（1）宫颈良性肿瘤以手术治疗为主，如肿瘤局部切除、子宫颈锥切甚至全子宫切除术。局限性小病灶可使用激光、冷冻等物理方法进行治疗。

（2）宫颈良性肿瘤有多中心发病现象，可于原发病部位或其他部位再次出现同样类型的肿瘤，多发肿瘤再发，仍手术切除即可。

三、子宫颈鳞状上皮内病变

子宫颈鳞状上皮内病变（cervical squamous intraepithelial lesion，SIL）既往称子宫颈上皮内瘤变（cervical intraepithelial neoplasia，CIN），即子宫颈上皮细胞的非典型增生或分化异常的细胞异常增生形成的增生性病变，但没有浸润，以前也有称之为浸润前病变（preinvasive diseases）。根据上皮细胞的非典型增生的程度，分为子宫颈上皮内瘤变 1 级（CIN1）、子宫颈上皮内瘤变 2 级（CIN2）、子宫颈上皮内瘤变 3 级（CIN3）、子宫颈原位癌，它反映了宫颈癌发生和发展的连续过程，也是宫颈癌防治的重要阶段。

从 2014 年开始，WHO 女性生殖肿瘤分类建议采用与细胞学分类相同的二级分类法，即低级别鳞状上皮内病变（LSIL）和高级别鳞状上皮内病变（HSIL）。

我们在临床实践中使用双层分类系统：LSIL 相当于 CIN1，HSIL 相当于 CIN3 和大部分的 CIN2。

（一）临床表现

SIL 患者无特殊症状。偶有阴道排液增多，伴或不伴异味。可在妇科检查或性生活后发生接触性出血。妇科检查宫颈可光滑，也可为宫颈糜烂样表现，或仅见局部红斑、白色上皮等。

（二）诊断

1. 子宫颈细胞学检查 是鳞状上皮内病变即早期宫颈癌筛查的基本方法。从 21 岁开始，不用过早。

2. 人乳头状瘤病毒检测 与细胞学联合应用，是 30 岁以上女性筛查的最佳方案。

3. 阴道镜检查 筛查有异常发现，如细胞学 ASCUS 伴 HPV 检测阳性，或细胞学 LSIL 及以上，或 HPV16/18 型阳性，建议阴道镜检查。

4. 子宫颈活检 是确诊的可靠方法。可行单点或多点活检，同时行颈管搔刮。

（三）治疗

1. LSIL 60% 以上会自然消退。细胞学检查为 LSIL 及以下者可随访观察。随访过程中如病变进展，或持续 2 年以上者，如阴道镜检查结果满意，可采用冷冻、电灼、激光、微波等方法治疗；如阴道镜结果检查不满意可采用环形电切或锥切治疗。

2. HSIL

（1）仅妊娠期可观察，每3个月评估，产后6周再评估，按照重新评估的情况处理。其他病例均需治疗。

（2）阴道镜满意的CIN2可采用环形电切或物理治疗，之前需行颈管内搔刮排除颈管内病变。

（3）CIN3应行环形电切或宫颈锥切，子宫切除不作为首选。

（4）经宫颈锥切确诊、年龄较大、无生育要求、合并其他良性妇科疾病手术指征的可行全子宫切除。

第二节　宫颈癌

一、临床症状和体征

早期宫颈癌常无明显的症状和体征，宫颈可光滑或与慢性宫颈炎无区别，常通过宫颈细胞学检查异常才被发现；宫颈管癌的患者，宫颈外观亦正常，容易被漏诊或误诊。采集临床症状时需详细询问病史并记录下列各项内容：宫颈细胞学异常史、HPV感染史或SIL的病史；宫颈疾病治疗史，包括治疗时间、治疗方法及效果；性生活史，包括性生活开始的年龄、性伴侣的数量、有无性传播疾病等；生育史，包括孕产次和时间。

病变发展后可出现以下症状和体征。

（一）症状

1. 阴道流血　早期多为接触性出血，发生在性生活后或妇科检查后；后期则不规则阴道流血。出血量多少根据病灶大小、侵及间质内血管情况而变化；晚期因侵蚀大血管可引起大出血。年轻患者也可表现为经期延长，经量增多；老年患者则常以绝经后不规则阴道流血就诊。一般外生型癌出血较早，量多；内生型癌则出血较晚。

2. 阴道排液　多数有阴道排液增多，可为白色或血性，稀薄如水样或米泔水样，有腥臭。晚期因癌组织坏死伴感染，可有大量米泔水样或脓性恶臭白带。

3. 晚期症状　根据癌灶累及范围，可出现不同的继发症状。邻近组织器官及神经受累时，可出现尿频、尿急、便秘、下肢肿胀、疼痛等；癌肿压迫或累及输尿管时可引起输尿管梗阻、肾积水及尿毒症；晚期患者可有贫血、恶病质等全身衰竭症状。

（二）体征

宫颈鳞状上皮内病变、宫颈原位癌、镜下早期浸润癌及极早期宫颈浸润癌，局部均无明显病灶，宫颈光滑或为轻度糜烂样改变。随宫颈浸润癌生长发展可出现不同体征，概括为以下四种类型。

1. 外生型 最常见，癌灶向外生长呈息肉状或菜花样，组织脆，易出血。

2. 内生型 癌灶向宫颈深部组织浸润，宫颈表面光滑或仅有轻度糜烂样改变，宫颈扩张、肥大变硬，呈桶状，常累及宫旁组织。

3. 溃疡型 上述两型癌组织继续发展合并感染坏死，脱落后形成溃疡或空洞，似火山口状。

4. 颈管型 指癌灶发生于宫颈管内，常侵入宫颈及子宫下段供血层或转移至盆腔淋巴结。

宫旁组织受累时，三合诊检查可扪及宫颈旁组织明显增厚、结节状、质硬或形成冰冻盆腔。

二、诊断及分期

根据病史和临床表现，尤其有接触性阴道出血者，应想到宫颈癌可能，需做详细全身检查和妇科检查，并根据不同情况进行细胞学检查、阴道镜检查、宫颈锥切术和活检。宫颈和宫颈管活组织的病理检查是明确宫颈癌诊断的唯一依据。

病理检查确诊为宫颈癌后，应行宫颈癌评估和分期，主要的程序如下：

1. 完整的体格检查，包括如果有指征的情况下在麻醉下进行检查。
2. 阴道镜指导下活检伴宫颈管诊刮。
3. 如有指征行宫颈锥切。
4. 放射学检查，包括胸部 X 线检查、静脉肾盂造影、CT、MRI、PET-CT（如有临床指征）、骨扫描（如有临床指征）。
5. 如有需要可进行膀胱镜、腹腔镜和直肠镜检查。

依据以上检查结果确定宫颈癌的 FIGO 临床分期，采用国际妇产科联盟（FIGO，2009 年）的标准（表 10-1）。

表 10-1 子宫颈癌的临床分期（FIGO，2009 年）

期别	肿瘤范围
Ⅰ期	癌灶局限在子宫颈
ⅠA 期	仅在显微镜下能鉴别的浸润癌。肉眼可见病变，即使是浅表浸润也属 Ⅰ B 期。间质浸润的深度＜ 5 mm，宽度＜ 7 mm（浸润深度从肿瘤部位上皮或腺体基底膜向下＜ 5 mm）
ⅠA1 期	间质浸润深度≤ 3 mm，宽度＜ 7 mm
ⅠA2 期	间质浸润深度＞ 3 mm，且＜ 5 mm，宽度≤ 7 mm
ⅠB 期	临床检查病变局限于子宫颈或临床前病变大于 Ⅰ A 期
ⅠB1	临床可见病变直径≤ 4 mm
ⅠB2	临床可见病变直径＞ 4 mm
Ⅱ期	病变超出子宫颈，但未达盆壁。阴道浸润未到阴道下 1/3

续表

期别	肿瘤范围
ⅡA	无明显子宫旁浸润，阴道浸润未到阴道下 1/3
ⅡB	有明显的子宫旁浸润，但未达盆壁
Ⅲ期	病变浸润达盆壁，直肠检查时肿瘤与盆壁无间隙；癌累及阴道下 1/3；无其他原因的肾盂积水或肾无功能者
ⅢA 期	病变未达盆壁，但累及阴道下 1/3
ⅢB 期	病变已达盆壁或有肾盂积水或肾无功能者
Ⅳ期	病变已超出真骨盆或已浸润膀胱黏膜及直肠黏膜（病理证实）
ⅣA	病变扩散至邻近器官
ⅣB	病变转移至远处器官

三、临床处理

应根据患者年龄、全身情况、临床分期、组织学类型和医院诊疗水平，综合考虑，遵守 NCCN（美国国立综合癌症网络）、FIGO 等宫颈癌诊治指南，结合患者的具体情况，制订个体化治疗方案。主要治疗方法为手术治疗、放疗及化疗，亦可根据具体情况联合应用。

1. 手术治疗 主要用于ⅠA–ⅡA 的早期患者，其优点是年轻患者可保留卵巢及阴道功能。①ⅠA1 期：选用全子宫切除术；对要求保留生育功能者可行宫颈锥切术。②ⅠA2~ⅡA 期：选用广泛子宫切除术及盆腔淋巴结清扫术，术中检查发现髂总淋巴结有癌转移者，应做腹主动脉旁淋巴切除或取样，进一步明确病变累及范围，指导术后治疗。对子宫颈鳞癌的年轻患者，卵巢正常可予保留。近年来，对ⅠA1~ⅠB 期，肿瘤直径＜2 cm 的未生育年轻患者可选用广泛子宫颈切除术及盆腔淋巴结清扫术，保留患者的生育功能。

子宫颈癌手术标本的病理报告对指导术后治疗，判断患者预后非常重要，必须给予高度重视。子宫颈癌手术标本的病理报告应包括以下内容：肿瘤的病理类型；肿瘤的大小；肿瘤的部位；肿瘤浸润的深度；淋巴血管间隙是否受累；宫旁受累的情况；盆腹腔淋巴结转移的部位及数量；手术切缘的情况（包括阴道和宫旁的切缘）。

2. 放疗 适用于ⅡB 晚期、Ⅲ期、Ⅳ期患者，或无法手术者，包括腔内照射及体外照射。腔内照射采用后装治疗机，放射源为铯 –137（^{137}Cs）、铱 –192（^{192}Ir）等；体外照射多用直线加速器、钴 –60（^{60}Co）等。腔内照射用以控制局部原发病灶；腔外照射则用以治疗宫旁及盆腔淋巴结转移灶。早期病例以局部腔内照射为主，体外照射为辅；晚期则体外照射为主，腔内照射为辅。近年来研究表明，在放疗的同时加用化疗（又称放化疗）可提高疗效，常用的药物是单药或顺铂和氟尿嘧啶联合方案。放化疗已成为子宫颈癌治疗的常规方法。

3. 手术及放疗联合治疗 对于局部病灶较大，尤其是宫颈腺癌患者，可先行放疗待病灶缩小后再手术。手术治疗后有盆腔淋巴结转移，宫旁转移或阴道有残留病灶者，术后病理有复发的高危因素者，可术后放疗消灭残存癌灶以减少复发。

4. 化疗 主要用于晚期或复发转移的患者，也可作为手术或放疗的辅助治疗。近年来，对局部晚期的宫颈癌患者，在手术治疗或放疗前，采用静脉或动脉灌注化疗的新辅助化疗，以达到缩小肿瘤体积，提高手术或放疗效果的目的。但是，是否能改善患者生存率还有待循证医学的证据。常用抗癌药物有顺铂、卡铂、博来霉素、丝裂霉素、异环磷酰胺、氟尿嘧啶和紫杉醇等。鳞癌常用联合化疗方案有 BVP（博来霉素、长春新碱、顺铂）、BIP（博来霉素、异环磷酰胺与顺铂）；腺癌则多用顺铂、异环磷酰胺加丝裂霉素或氟尿嘧啶。近年来，卡铂联合紫杉醇治疗复发和晚期的宫颈癌引起临床关注，值得进行多中心对照研究。

四、预后

所有期别患者的总 5 年生存率为 55%。Ⅰ期为 85%；Ⅱ期为 60%；Ⅲ期为 30%；Ⅳ期为 10%。患者的预后与临床期别、病理类型及治疗方法密切相关。ⅠB 与ⅡA 期手术与放疗效果相近。有淋巴结转移者预后差。宫颈腺癌放疗疗效不如鳞癌，早期易有淋巴转移，预后差。晚期患者死亡主要原因有尿毒症、出血、感染及全身恶病质。与宫颈癌的预后相关的因素有：

（1）淋巴结转移的有无及数量。

（2）肿瘤大小（如桶状宫颈，肿瘤＞ 4 cm）。

（3）间质浸润的深度。

（4）淋巴血管间隙浸润。

（5）手术切缘阳性和（或）宫旁浸润。

（6）肿瘤的组织学分型。

五、随访

宫颈癌治疗后复发 50% 在 1 年内，75%~80% 在 2 年内；复发部位：盆腔内局部复发占 70%，远处为 30%。

随访内容应包括盆腔检查、阴道涂片细胞学检查、X 线检查及血常规检查等。故治疗后 2 年内每 3 个月复查 1 次；治疗后 3~5 年每 6 个月复查 1 次；第 6 年开始每年复查 1 次。

六、预防

1. 普及防癌知识，开展性卫生教育，开展宫颈癌普查普治，是降低宫颈癌发病率的有效措施（表 10–2）。

表 10-2　2012 年美国多学会对宫颈癌筛查的建议

人群	建议
小于 21 岁	不论发生性行为的时间，21 岁前不做宫颈癌筛查
21~29 岁	宫颈细胞学检查每 3 年 1 次，不要做细胞学及 HPV 联合检测
30~65 岁	首选方法：细胞学及 HPV 联合检测，每 5 年 1 次； 次选方法：单独细胞学检查，每 3 年 1 次
＞65 岁	如果过去的筛查正常，可在此年龄停止宫颈癌筛查，若过去有 HSIL 或原位癌，应在治疗后继续筛查至少 20 年
全子宫切除术后的妇女	如果过去 20 年没有 HSIL、原位癌或宫颈癌的病史，应停止筛查
接种过 HPV 疫苗的妇女	筛查标准同没接种过疫苗的妇女

2. 健全及发挥妇女防癌保健网的作用，30 岁以上妇女初诊均应常规做宫颈刮片检查，异常者应按照常规进行进一步处理。

3. 注意及重视高危因素及高危人群，有异常症状者应及时就医。

4. 早期发现及诊治 SIL 患者，做到早期发现、早期诊断、早期治疗，阻断浸润性宫颈癌发生。

课后练习题

一、选择题

1. 关于宫颈癌的病因，下列错误的是
   A. 早产、多产、多育　　B. 病毒感染
   C. 激素替代治疗　　D. 性生活紊乱
   E. 经济落后

2. 子宫颈癌，浸润达阴道上 1/3，宫旁浸润未达盆壁，应属于
   A. ⅡA 期　　B. ⅡB 期
   C. ⅢA 期　　D. ⅢB 期
   E. ⅣA 期

3. 关于宫颈癌，以下概念错误的是
   A. 多发部位是宫颈鳞 – 柱上皮交界处
   B. 鳞癌与腺癌在临床上分期不同
   C. 筛查宫颈癌最有实用价值的检查方法是宫颈细胞学检查
   D. HPV 感染与其发病有关
   E. 妊娠期重度不典型增生需随访

4. 宫颈癌最主要的转移途径是

A. 血行转移　　B. 淋巴转移和血行转移

C. 直接蔓延和淋巴转移　　D. 播种转移

E. 淋巴、血行、直接浸润

5. 关于宫颈防御功能错误的是

A. 宫颈阴道部覆以复层鳞状上皮　　B. 亦覆以单层柱状上皮

C. 宫颈内口紧闭　　D. 宫颈管形成黏液栓

E. 黏液栓中有溶菌酶

二、问答题

1. 宫颈癌的转移途径有哪些？

2. 试述妊娠合并宫颈癌的处理原则。

三、病例分析题

王某某，女，50岁，因“绝经半年，阴道流液3个月”就诊。患者半年前自然绝经，无激素替代治疗。近3个月出现阴道流液，量时多时少，颜色为白色及粉色，有异味，偶有同房后阴道少量出血，鲜红色，自以为阴道炎，用阴道栓剂治疗，具体用药不详，疗效欠佳。无发热，无腹痛。今日为进一步诊治来院。精神睡眠良好，排尿、排便正常，体重无改变。

既往体健，否认慢性病及传染病史，否认外伤手术输血史，否认药物及食物过敏史。初婚，无多性伴，25岁结婚，孕3产1，20年前顺产一活女婴，人工流产2次，具体不详。

查体：T 36.5 ℃，P 84次/分，R 20次/分，Bp 120/80 mmHg，一般情况良好，心肺未见异常，腹平、软，无压痛及反跳痛，未触及包块，肝、脾未触及，叩诊鼓音，移动性浊音阴性，肠鸣音正常存在，5次/分。脊柱四肢无畸形，活动良好，双下肢无水肿。

妇科检查：外阴已婚经产式，未见异常赘生物；阴道通畅，黏膜无充血，分泌物稀薄、水样，白色，有异味；宫颈肥大，直径4 cm，表面呈重度糜烂状，凹凸不平，有接触性出血；宫体前位，稍小，活动，无压痛；双侧附件区未触及异常。

三合诊检查：子宫后方无明显包块，两侧宫旁柔软，无压痛。

1. 本例诊断可能是什么？可列出多条诊断。需要进一步完善哪些辅助检查？

2. 对本例实验室检查价值较大的有哪些项目？

3. 本例如诊断为宫颈鳞癌，辅助检查未发现盆腹腔其他脏器受累，未侵犯宫旁及阴道壁，临床分期可确定，为什么？

（北京电力医院　张　琰　刘文苹　陈升平）

第十一章 子宫肿瘤

【实习目的】

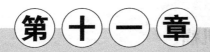

1. 掌握子宫肌瘤的临床表现、诊断、并发症及治疗原则。
2. 熟悉子宫内膜癌、子宫肉瘤的临床特点、诊断方法。
3. 了解妇科手术的术前准备及术后处理、常见妇科手术的术式及范围。

【实习内容】

1. 妇科手术的术前准备及术后处理。
2. 常见妇科手术的术式及范围。
3. 子宫肌瘤临床表现、诊断及治疗原则。
4. 子宫内膜癌的诊断、并发症及治疗原则。
5. 子宫肉瘤的临床特点、诊断方法。

【实习方法】

1. 带教老师提前准备好患者，由带教老师示范收集资料的过程，观察带教老师诊查患者。

2. 在老师带教下学生收集病史，检查一位患者，集体讨论，进行病例分析，确定诊断及处理方法。熟悉常见的妇科肿瘤诊断及处理原则，了解常见妇科手术的术式及范围。

3. 集体讨论，最后带教老师总结。

4. 可根据教学的进度选择病例进行示教。也可根据妇科病房的情况，在本大纲教学要求的前提下选择病例示教。如有教学大纲要求以外的典型病例，则应在完成大纲教学要求的前提下进行示教，以丰富学生的学识和经历。

第一节　子宫肌瘤

一、病史采集要点

（一）现病史

1. 主要症状　有无月经周期缩短、月经增多及经期延长，有无不规则或持续性的阴道流血。有无触及下腹包块，阴道脱出物，白带异常，

2. 伴随症状　是否有下腹坠痛及腰背部酸痛、尿频、排尿困难、尿潴留或便秘、继发不孕等。

3. 病情变化　何时出现的症状，询问其发展演变的过程

4. 诊疗情况　在何处就诊过，做过何种检查，用何种药物治疗及疗效如何。

5. 一般情况　精神、体力、饮食、排尿、排便情况

（二）其他相关病史

1. 有无药物过敏史及输血史。
2. 既往史中有无特殊病史如乳腺疾病史、服用避孕药及激素替代治疗。
3. 个人史，如年龄、职业、有无吸烟及吸毒史。
4. 月经史及孕产史，注意询问何种方法避孕。
5. 家族史，如家族女性成员妇科肿瘤史。

（三）体检要点

1. 体温、脉搏、呼吸、血压、体位、神志。
2. 一般情况，注意有无贫血外貌。
3. 体检注意下腹部能否扪及包块，可以发现子宫是否不规则增大或均匀性增大，阴道内有无脱出物。

二、临床表现

子宫肌瘤的典型症状为月经过多与继发贫血，也有一些患者可无自觉症状。肌瘤的症状一般与肌瘤生长部位、大小有密切关系。B超见子宫底部肌瘤（见图9–1）。

1. 月经增多及经期延长　多发生于黏膜下及肌壁间肌瘤，表现为月经过多、经期延长或不规则阴道流血。由于长期流血，患者常有不同程度的贫血。

2. 下腹部包块　当浆膜下或壁间肌瘤增大超越盆腔时，患者多能自己扪及包块而去医院就诊，可伴有下坠感。

3. 白带增多　可出现有阴道分泌物增多或阴道排液，伴感染时，可见脓样白带。

4. 压迫症状　肌瘤较大时也可压迫膀胱、直肠或输尿管等引起尿频、排尿困难、尿潴留、便秘、输尿管或肾盂积水，可压迫盆腔组织及神经血管、淋巴管，引起下腹坠痛及腰背部酸痛、下肢水肿。

5. 其他　下腹坠胀、腰酸背痛。肌瘤红色样变时有急性下腹痛伴呕吐、恶心、发热，带蒂的黏膜下肌瘤在宫腔内引起宫缩而产生疼痛，当肌瘤阻塞宫颈管，妨碍经血外流时，可引起痛经。当带蒂的浆膜下肌瘤发生蒂扭转或发生于妊娠期子宫肌瘤红色变性或感染时，均可引起较剧烈的腹痛。

三、诊断

1. 病史　有无月经过多或不规则出血、下腹部包块史等。

2. 妇科检查　表现为子宫增大，呈球形或不规则形，或出现与子宫相连的肿块，与肌瘤大小、部位及数目有关。有蒂黏膜下肌瘤可从子宫口脱出至阴道。浆膜下肌瘤查体容易被误诊为卵巢实性肿物。

3. 辅助检查　子宫肌瘤的影像学诊断方法主要包括超声及MRI检查，超声检查是诊断子宫肌瘤的常用方法（图11-1，另见彩插）。MRI检查能发现直径0.3 cm的肌瘤，对于肌瘤的大小、数量及位置能准确辨别，是超声检查的重要补充手段。

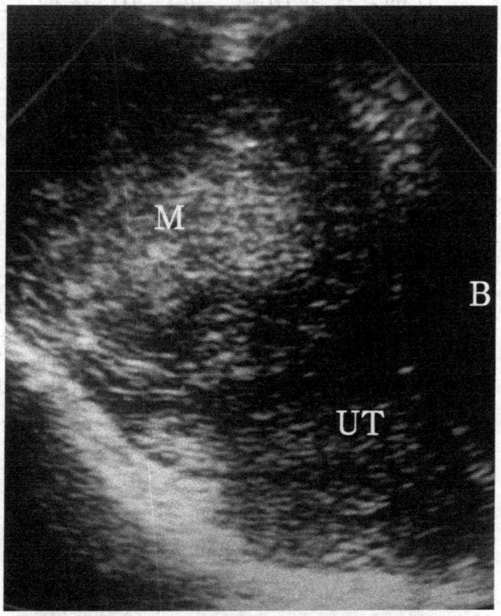

图11-1　B超见子宫底部肌瘤

四、鉴别诊断

1. 妊娠子宫　子宫肌瘤并发囊性变时，易被误诊为妊娠子宫。临床上遇见育龄妇女而有停经史者，应首先想到妊娠的可能，经B超检查或HCG测定不难确诊，必要时应刮宫加以鉴别。要特别注意肌瘤合并妊娠，此时，子宫较停经月份为大，外形多不规则，质地较硬，B超检查可协助确诊。

2. 卵巢肿瘤　实性卵巢肿瘤可能被误诊为浆膜下肌瘤；反之，浆膜下肌瘤囊性变也常被误诊为卵巢囊肿，当卵巢肿瘤与子宫有粘连时鉴别更为困难，可进行B超检查，有时需经剖腹探查方能最后确诊。

3. 子宫肌腺瘤　临床上也表现为月经量增多及子宫增大，与子宫肌瘤明显不同处是以痛经为主要症状，也常遇到痛经不明显者而被诊断为子宫肌瘤。检查时子宫多呈均匀性增大，且有经期增大而经后缩小的特征。

五、治疗原则

应根据患者的年龄、症状、肌瘤大小、生育情况及全身健康状况等进行全面考虑后再做决定。一般采取下列不同治疗措施。

1. 随访观察 无压迫症状者可暂时观察，特别是近绝经期妇女，坚持每3~6个月复查一次，一般在绝经后肌瘤可逐渐萎缩。在随访期间发现肌瘤增大或症状明显时，应考虑手术治疗。

2. 药物治疗 促性腺激素释放激素类似物（GnRH-a）：不推荐长期使用，多用于准备妊娠、近绝经期妇女或者术前辅助用药。

其他：米非司酮，每日 10 mg 或 12.5 mg 口服，可作为术前用药。

3. 手术治疗

（1）手术适应证：因肌瘤导致月经过多，致继发贫血；严重腹痛、性交痛或慢性腹痛、有蒂肌瘤扭转引起的急性腹痛；肌瘤体积大压迫膀胱、直肠等引起相应症状；因肌瘤造成不孕或反复流产；疑有肉瘤变。

（2）手术方式：手术可经腹、经阴道或经宫腔镜及腹腔镜进行。若选择腹腔镜手术行肌瘤剔除或子宫次全切除，尽可能排除子宫肉瘤或合并子宫内膜癌，包括肌瘤切除术和子宫切除术（图 11-2）。肌瘤切除术（myomectomy）：适用于希望保留生育功能的患者，术后有残留或复发可能（图 11-3，另见彩插）；子宫切除术（hysterectomy）：不要求保留生育功能或疑有恶变者，可行子宫切除术，包括全子宫切除和次全子宫切除。术前应行宫颈细胞学检查，排除子宫颈鳞状上皮内病变或子宫颈癌。

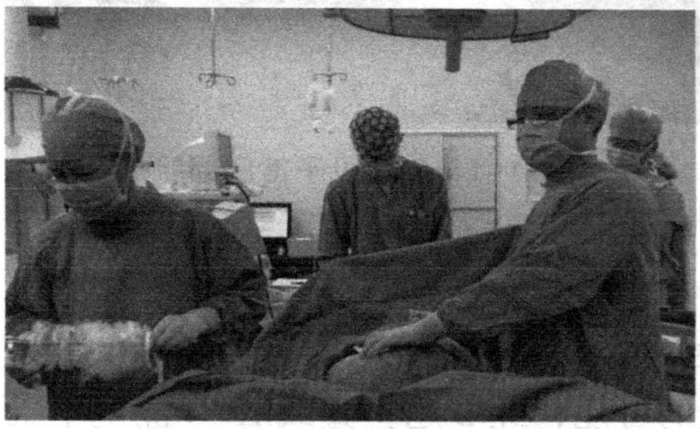

图 11-2 子宫肌瘤的微创手术

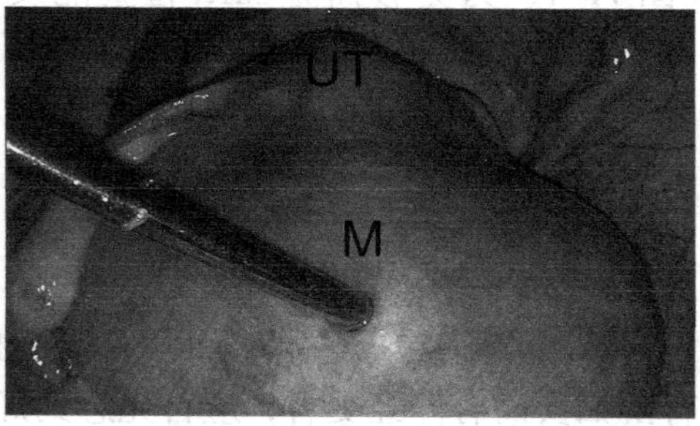

图 11-3 腹腔镜下子宫肌瘤手术

4. 其他治疗 为非主流治疗方法，主要适用于不能耐受或不愿手术者。

（1）子宫动脉栓塞术：对有生育要求的妇女一般不建议使用。

（2）高能聚焦超声：存在肌瘤残留、复发，并需要除外恶性病变。类似治疗方法还有微波消融等。

（3）子宫内膜切除术：经宫腔镜切除子宫内膜以减少月经量或造成闭经。

六、子宫肌瘤手术

（一）术前准备

1. 充分的术前准备及评估 通过妇科病史、查体、超声检查及相关的实验室检查可以初步判定症状的轻重、是否存在贫血、子宫大小、肌瘤数目、肌瘤大小、肌瘤分型及定位、肌瘤血流情况，了解手术的难度及风险。更为精准的评估可以行MRI检查，进一步了解肌瘤数目、位置、有无变性和恶变，以及与周围器官的关系。

2. 术前的常规检查　包括血尿常规、血型、出凝血时间、肝肾功能，以及血清电解质等检查。

3. 阴道准备　检查阴道分泌物，排除阴道炎症情况，必要时用药。术前阴道消毒2~3天，每天1~2次。经阴道手术和宫腔镜手术时更需进行充分的阴道准备，例如清洁灌肠。

4. 术前预处理　①合并贫血时应先行纠正贫血并除外其他病因；②对于肌瘤体积过大、一次手术难以切除或肌瘤血液供应丰富者应酌情预处理，缩小肌瘤体积及减少瘤体血液供应，减少手术并发症的发生。疗程一般为2~3个月。

5. 子宫颈预处理（针对宫腔镜手术）　肌瘤未脱出子宫颈管者，手术前晚插子宫颈扩张棒或海藻杆，或阴道穹后部放置卡前列甲酯或米索前列醇软化子宫颈，充分的子宫颈扩张便于手术。

6. 放置双J管　子宫颈肌瘤或阔韧带肌瘤压迫输尿管出现肾积水者，术前可放置双J管。

7. 手术时机　手术宜在月经周期的前半期实施。

8. 知情同意　应让患者及家属充分地理解、认知和知情同意手术的风险、手术损伤及术后复发的可能。尤其是对于选择腹腔镜手术或开腹手术，应详细说明利弊、对生育结局的可能影响、妊娠时子宫破裂的风险、盆腔粘连等的可能性。

（二）手术后处理

1. 术后应注意监测患者的体温、引流、腹部体征及排气的情况。
2. 嘱患者术后勤翻身，尽早下床活动，避免下肢深静脉血栓形成。
3. 对于术后发热要注意区别吸收热和感染等因素。
4. 应根据子宫肌瘤分型指导术后避孕时间。

第二节　子宫内膜癌

一、病史采集要点

（一）现病史

1. 主要症状　有无出现阴道流血或阴道排液症状。特别是绝经后阴道出血或排液表现。

2. 伴随症状　是否有下腹及腰骶部疼痛、贫血、消瘦、发热及恶病质等相应症状等。

3. 病情变化　何时出现的症状，询问其发展演变的过程。

4. 诊疗情况　在何处就诊过，做过何种检查，用何种药物治疗及疗效如何。

5. 一般情况　精神、体力、饮食、排尿、排便情况。

（二）其他相关病史

1. 有无药物过敏史及输血史。

2. 既往史中有无特殊病史，如避孕药服用史、肥胖、高血压、糖尿病、不孕等。

3. 个人史，如年龄、职业、有无吸烟及吸毒史。

4. 月经史及孕产史，包括既往月经、妊娠分娩史，采取何种方法避孕。

5. 家族史，如家族高血压、糖尿病史，女性成员妇科肿瘤史。

（三）体检要点

1. 体温、脉搏、呼吸、血压、体位、神志。

2. 一般情况，注意有无贫血外貌。

3. 体检注意子宫是否增大、变软，是否活动；宫腔是否有流液、流脓及异常组织，宫旁是否增厚或有不规则结节等。

二、病理特点

1. 巨检 大体可分为弥散型和局灶型。

2. 镜检及病理类型

（1）内膜样癌：占 80%~90%，根据细胞分化程度或实性成分所占比例分为三级：高分化（G1）、中分化（G2）和低分化（G3），低分化肿瘤的恶性程度高。

（2）浆液性癌（serous carcinoma）：占 1%~9%，恶性程度高，预后差。

（3）黏液性癌（mucinous carcinoma）：约占 5%，预后较好。

（4）透明细胞癌（clear cell carcinoma）：占不足 5%，恶性程度高，易早期转移。

（5）癌肉瘤（carcinosarcoma）：较少见，恶性程度高。

三、临床表现

1. 症状 约 90% 的患者出现阴道流血或阴道排液症状。

（1）阴道流血：主要表现为绝经后阴道流血，量一般不多。尚未绝经者可表现为经量增多、经期延长或月经紊乱。

（2）阴道排液：多为血性液体或浆液性分泌物，合并感染则有脓血性排液，恶臭。

（3）疼痛：可出现宫腔积脓、下腹胀痛及痉挛样疼痛，以及腰骶部疼痛。

（4）全身症状：晚期可出现贫血、消瘦及恶病质等相应症状。

2. 体征 早期患者妇科检查可无异常发现。晚期可有子宫增大，合并宫腔积脓时可有明显压痛，宫颈管内偶有癌组织脱出，触之易出血。癌灶浸润周围组织时，子宫固定或在宫旁扪及不规则结节状物。

四、诊断

1. 病史及临床表现 对于绝经后阴道流血、绝经过渡期月经紊乱均应排除子宫内膜癌后再按良性疾病处理

2. 经阴道超声 典型子宫内膜癌的超声图像有宫腔内不均回声区，或宫腔线消失、肌层内有不均回声区。

3. 磁共振成像 对肌层浸润深度和宫颈间质浸润有较准确的判断，腹部 CT 可协助判断有无子宫外转移。

4. 诊断性刮宫 是常用而有价值的诊断方法，常行分段诊刮。组织学检查是子宫内膜癌的确诊依据。

5. 宫腔镜检查 可直接观察，直视下活检，对局灶型子宫内膜癌的诊断和评估宫颈是否受侵更为准确。

6. 子宫内膜微量组织学或细胞学检查 操作方法简便，国外文献报道其诊断的准确性与诊断性刮宫相当。

7. 血清 CA125 测定 有子宫外转移者或浆液性癌，血清 CA125 值可升高，也可作为疗效观察的指标。

五、鉴别诊断

1. 萎缩性阴道炎 主要表现为血性白带。检查时可见阴道黏膜变薄、充血或有出血点、分泌物增多等表现。超声检查宫腔内无异常发现，治疗后可好转。必要时可先抗感染治疗后，再进行诊断性刮宫。

2. 子宫黏膜下肌瘤或内膜息肉 有月经过多或不规则阴道流血，可行超声检查、宫腔镜检查及诊断性刮宫以明确诊断。

3. 内生型子宫颈癌 有阴道排液、不规则流血。内生型子宫颈癌因癌灶位于宫颈管内，宫颈管变粗、硬或外观呈桶状

4. 子宫肉瘤 子宫肉瘤可有阴道不规则出血，查体子宫明显增大、质软。

5. 输卵管癌 主要以阴道流血、下腹隐痛、间歇性阴道排液为主要症状，可有附件包块。

六、治疗原则

应根据肿瘤累及范围及组织学类型，结合患者年龄及全身情况制定适宜的治疗方案。早期患者以手术为主，术后根据高危因素选择辅助治疗。晚期患者采用手术、放射、药物等综合治疗。对于影像学评估病灶局限于子宫内膜的高分化的年轻子宫内膜样癌患者，可考虑采用孕激素治疗为主的保留生育功能治疗。

第三节　子宫肉瘤

一、病史采集要点

（一）现病史

1. 主要症状　无特异性。随病情进展而表现不同症状。

2. 伴随症状　是否有下腹及腰骶部疼痛，阴道出现不规则流血、消瘦、发热及恶病质等相应症状等。

3. 病情变化　何时出现的症状，询问其发展演变的过程，有无疾病迅速进展。

4. 诊疗情况　在何处就诊过，做过何种检查，用何种药物治疗及疗效如何。

5. 一般情况　精神、体力、饮食、排尿、排便情况。

（二）其他相关病史

1. 有无药物过敏史及输血史。

2. 既往史中有无特殊病史，如服用避孕药服用史、肥胖、高血压、糖尿病、不孕等。

3. 个人史，如年龄、职业、有无吸烟及吸毒史。

4. 月经史及孕产史，包括既往月经、妊娠分娩史，采取何种方法避孕。

5. 家族史，如家族高血压、糖尿病史，女性成员妇科肿瘤史。

（三）体检要点

1. 体温、脉搏、呼吸、血压、体位、神志。

2. 一般情况，注意有无贫血外貌。

3. 体检注意子宫是否增大、变软，是否活动；宫腔是否有流液、流脓及异常组织，宫旁是否增厚或有不规则结节等。

二、子宫肉瘤的病理

1. 子宫平滑肌肉瘤　分为原发性和继发性两种。子宫平滑肌肉瘤易发生血行转移，如肺转移。继发性平滑肌肉瘤的预后比原发性好。

2. 子宫内膜间质肉瘤　来自子宫内膜间质细胞，按照核分裂象、血管侵袭及预后情况分为三种类型。

（1）子宫内膜间质结节：局限于子宫，边界清楚，质硬无浸润，无淋巴管或血管侵袭。

（2）低级别子宫内膜间质肉瘤：有向宫旁组织转移倾向，较少发生淋巴及肺转移。复发迟，平均在初始治疗后5年复发。

（3）高级别或未分化子宫肉瘤：恶性度高，预后差。

3. 上皮和间叶混合性肉瘤

（1）腺肉瘤：指含有良性腺上皮成分及肉瘤样间叶成分的恶性肿瘤。多见于绝经后妇女，也可见于青春期或育龄期女性。

（2）癌肉瘤：由恶性上皮和恶性间叶成分混合组成的恶性肿瘤，也称恶性中胚叶混合瘤，常见于绝经后妇女。

三、转移途径

子宫肉瘤的转移途径有血行播散、直接蔓延及淋巴转移。

四、临床表现

（一）症状

无特异性，术前难以诊断。早期症状不明显，随着病情发展可出现下列表现。

1. 阴道不规则流血 最常见，量多少不等。宫颈肉瘤或肿瘤自宫腔脱出至阴道内，常有大量恶臭分泌物

2. 腹痛 肉瘤生长快，子宫迅速增大或瘤内出血、坏死、子宫肌壁破裂引起急性腹痛。

3. 盆腔包块 患者常诉下腹部包块迅速增大。

4. 压迫症状及其他 可压迫膀胱或直肠，出现尿频、尿急、尿潴留、大便困难等症状。

5. 晚期症状 患者全身消瘦、贫血、低热或出现肺、脑转移相应症状。

（二）体征

子宫增大，外形不规则。宫口可有息肉或肌瘤样肿块，呈紫红色，极易出血，继发感染后有坏死及脓性分泌物。晚期肉瘤可累及骨盆侧壁，子宫固定不活动，可转移至肠管及腹腔，但腹水少见。

五、诊断方法

因子宫肉瘤临床表现与子宫肌瘤及其他恶性肿瘤相似，术前诊断较困难。辅助诊断可选用阴道彩色多普勒超声检查、盆腔磁共振成像、诊断性刮宫等。确诊依据为组织学检查。

六、常见妇科手术的术式及范围

手术方式分为开放手术（即开腹手术）和微创手术（包括腹腔镜手术、阴式手术和宫腔镜手术）两大类。开放手术又分为开腹探查术、子宫切除术、子宫肌瘤剔除术和附件手术等；腹腔镜手术又分为子宫切除术、子宫肌瘤剔除术、附件手术和单纯腹腔镜诊断术等；阴式手术又分为子宫切除术、子宫肌瘤剔除术、曼氏手术和阴道前后壁修补术等；宫腔镜手术分为子宫内膜息肉摘除术、子宫肌瘤剔除术、子宫内膜切除术、子宫纵隔切除整形术和单纯宫腔镜诊断术等。妇科恶性肿瘤手术、体积过大的子宫和产科急症手术时宜选择开放手术。阴式手术的适应证多限于经产妇，阴道、骨盆宽敞，无盆腹腔手术史，或伴有盆底损伤的疾

病。腹腔镜手术的最佳适应证包括子宫内膜异位症、异位妊娠和附件良性肿物，一般适应证包括不孕症、急慢性盆腔痛、盆腔炎、子宫良性疾病、生殖道畸形、盆底损伤性疾病，相对适应证包括子宫肌瘤和子宫腺肌病病灶剔除、妊娠期盆腹腔肿物、卵巢巨大黏液性囊腺瘤和早期生殖器官恶性肿瘤。

课后练习题

一、选择题

1. 子宫肌瘤红色样变常见于
   A. 肌瘤扭转时　　B. 性功能活跃时
   C. 妊娠期　　D. 分娩期
   E. 月经期经量增多时
2. 女性生殖道最常见的良性肿瘤是
   A. 子宫肌瘤　　B. 阴道腺病
   C. 输卵管内膜异位病灶　　D. 卵巢皮样囊肿
   E. 卵巢浆液性囊腺瘤
3. 子宫肌瘤与经血量增多关系密切的是
   A. 肌瘤的大小　　B. 肌瘤的数目
   C. 肌瘤生长的部位　　D. 肌瘤与子宫肌层的关系
   E. 发生的年龄
4. 月经量增多或经期延长，但周期基本正常，应考虑为
   A. 子宫肌瘤　　B. 子宫内膜癌
   C. 宫颈癌　　D. 宫颈息肉
   E. 无排卵性功能失调性子宫出血
5. 关于子宫内膜癌正确的是
   A. 40~50 岁妇女居多
   B. 主要症状是不规则阴道流血
   C. 宫腔冲洗液查癌细胞是有效的诊断方法
   D. 常规用大量激素治疗
   E. 单纯放射治疗效果佳

二、简答题

1. 常见的子宫肌瘤变性有哪些？
2. 子宫肌瘤分哪几种类型？

三、病例分析题

病例（一）

患者刘某，女，47岁，近1~2年月经不调，表现为经期延长，经量增多。此次月经5天前来潮，量时多时少，未诊治，6小时前突然出现阴道大量出血，含凝血块，伴下腹胀痛，头晕、心悸。入院查体：BP 120/75 mmHg，HR 86次/分，面色苍白，心肺未见明显异常，妇科检查：阴道内可见大量凝血块，宫口松，可见一肿物脱出宫口，直径约4 cm，蒂宽，与宫腔相连，子宫体正常大小，轻压痛。附件区未触及明显异常。急诊血常规：HGB 92 g/L，PLT 180×10^9/L，WBC 8.2×10^9/L，N 68%。

1. 目前最有可能的主要诊断是什么？
2. 该病的诊断依据是什么？
3. 该病处理原则有哪些？

病例（二）

患者，女，41岁，已婚，查体发现盆腔肿物3个月，于2012年9月13日来诊。追问病史，2年前开始月经量增多，渐加重为原来的3倍。经期由原来的4天延长至9天，月经周期无变化。3个月前开始无意中于下腹部触及一包块，憋尿时明显，质硬。既往月经：14岁，4/30天，量中等，痛经（-），末次月经2012年9月1日，孕4产2，首产10年前，顺产、人工流产各2次。

查体：BP 120/70 mmHg，HR 68次/分。T 6.4 ℃。轻度贫血貌。下腹部于耻上可及质硬包块。妇科检查：外阴已婚已产型，阴道畅，宫颈中度糜烂状，可见数个纳氏囊肿，子宫如孕14周大，硬，凹凸不平，活动好，压痛（-），双附件未及异常。血常规：Hb 95 g/L，WBC 75×10^9/L，N 74%。

1. 该病例诊断是什么？
2. 该病应与哪些疾病相鉴别？
3. 还需做哪些进一步检查以明确诊断？
4. 该病治疗计划是什么？

（北京市石景山医院　盛晓滨　姬力群）

第十二章 卵巢肿瘤

【实习目的】

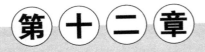

熟悉卵巢肿瘤的早期诊断方法、临床特点、鉴别诊断方法。

【实习内容】

卵巢肿瘤的早期诊断方法、临床特点、鉴别诊断方法。

【实习方法】

1. 带教老师提前准备好患者，由带教老师示范收集资料的过程，观察带教老师诊查患者。

2. 学生收集病史，检查一位患者，确定诊断及处理方法。熟悉常见的妇科肿瘤诊断及处理原则，了解常见妇科手术的术式及范围。

3. 最后带教老师总结。

4. 可根据教学的进度选择病例进行示教。也可根据妇科病房的情况，在本大纲教学要求的前提下选择病例示教。如有教学大纲要求以外的典型病例，则应在完成大纲教学要求的前提下进行示教，以丰富学生的学识和经历。

一、卵巢肿瘤病史采集要点

（一）现病史

1. **发病情况** 缓慢或急骤情况。

2. **主要症状** 腹胀、腹部肿块、腹水及其他消化道症状特点及出现时间。

3. **伴随症状** 是否有不规则阴道流血或绝经后出血、腹痛，是否有消瘦、贫血等恶病质表现。

4. **病情变化** 何时出现的症状，询问其发展演变的过程。

5. **诊疗情况** 在何处就诊过，做过何种检查，用何种药物治疗及疗效如何。

6. **一般情况** 精神、体力、饮食、排尿、排便、体重情况。

（二）其他相关病史

1. 有无药物过敏史及输血史。

2. 既往史中有无腹部包块病史。

3. 个人史，如饮食情况、职业史。

4. 月经史及孕产史，包括是否应用促排卵药物治疗，是否用避孕药物避孕。

5. 家族史，如是否有卵巢肿瘤病史，或其他妇科肿瘤史。

（三）体检要点

1. 体重、一般情况、浅表淋巴结。

2. 腹部是否有包块及包块性质、有无移动性浊音。

3. 妇科检查，包括双合诊和三合诊检查。双合诊检查：宫颈、宫体、附件区包块的情况，是否在子宫一侧或双侧触及圆形或类圆形肿块或可扪及肿块，呈实性或囊实性，表面凹凸不平，活动差，常伴有腹水。三合诊检查：可在直肠子宫陷凹处触及质硬结节或肿块。

二、卵巢肿瘤组织学分类

卵巢肿瘤主要组织学类型为上皮性肿瘤、生殖细胞肿瘤、性索－间质肿瘤及转移性肿瘤。

1. 上皮性肿瘤　是最常见的组织学类型，占50%~70%，可分为浆液性、黏液性、子宫内膜样、透明细胞、移行细胞（Brenner瘤）和浆黏液性肿瘤5类，各类别可依据生物学行为进一步分类，即良性肿瘤、交界性肿瘤（不典型增生肿瘤）和癌（图12–1，另见彩插）。

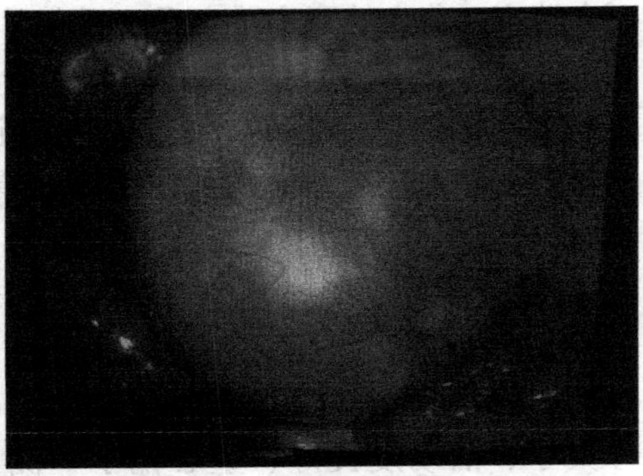

图12–1　卵巢浆液性肿瘤

2. 生殖细胞肿瘤　为来源于生殖细胞的一组肿瘤，占20%~40%，可分为畸胎瘤、无性细胞瘤、卵黄囊瘤、胚胎性癌、非妊娠性绒癌、混合型生殖细胞肿瘤等。

3. 性索－间质肿瘤　来源于原始性腺中的性索及间叶组织，占5%~8%。可分为纯型间质肿瘤、纯型性索肿瘤和混合型性索－间质肿瘤。

4. 转移性肿瘤　为继发于胃肠道、生殖道、乳腺等部位的原发性癌转移至卵巢形成的肿瘤。

三、卵巢恶性肿瘤的转移途径

卵巢恶性肿瘤的主要转移途径包括直接蔓延、腹腔种植和淋巴转移。盆、腹腔内广泛转移灶是其转移特点，可包括横膈、大网膜、腹腔脏器表面、壁腹膜等。其中以上皮性癌表现最为典型。

淋巴转移途径有三种方式：

（1）沿卵巢血管经卵巢淋巴管向上至腹主动脉旁淋巴结；

（2）沿卵巢门淋巴管达髂内、髂外淋巴结，经髂总淋巴结至腹主动脉旁淋巴结；

（3）沿圆韧带进入髂外及腹股沟淋巴结。横膈为转移的好发部位，尤其右膈下淋巴丛密集而最易受侵犯。血行转移少见，晚期可转移到肺、胸膜及肝实质。

四、临床表现

1. 良性肿瘤

（1）早期体积较小，多无症状。

（2）中等大小时，常感到腹胀或腹部扪及肿块，妇科检查子宫一侧或双侧触及球形肿块，囊性或囊实性，表面光滑、活动、边界清楚。

（3）肿瘤长大充满盆、腹腔时，腹部膨隆，可出现压迫症状如气急、心悸、尿频、便秘等。

2. 恶性肿瘤

（1）早期常无症状。多为偶然发现，就诊时多为晚期。

（2）主要症状：主要表现为腹胀、腹部肿块、腹水及其他消化道症状；患者可有消瘦、贫血等恶病质表现；可出现不规则阴道流血或绝经后出血。

（3）体检：可扪及上腹部肿块，妇科检查可扪及盆腔肿块，多为双侧，呈实性或囊实性，表面不平，活动差，固定不动，常伴有腹水。三合诊检查可在直肠子宫陷凹处触及质硬结节或肿块。有时在腹股沟、腋下或锁骨上触及肿大的淋巴结。

五、并发症

1. 蒂扭转 好发于瘤蒂较长、中等大小、活动度良好、重心偏于一侧的肿瘤，如成熟畸胎瘤。典型症状是体位改变后突然发生一侧下腹剧痛，改变体位后可能好转，常伴恶心、呕吐严重甚至休克，易破裂和感染。治疗原则是一经确诊应尽快急诊手术（图 12-2，另见彩插）。

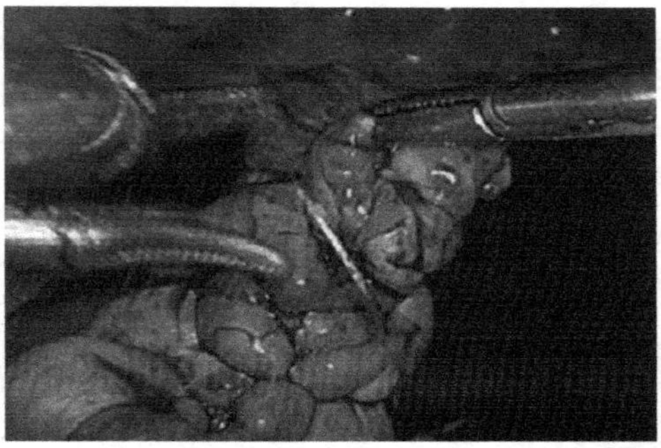

图 12-2 卵巢囊肿蒂扭转

2. 破裂 妇科急腹症，一般分为自发性和外伤性破裂。自发性破裂原因多为肿瘤生长穿破囊壁。外伤性破裂则在发生腹部受重击、性交、盆腔检查等诱因后引起。临床表现常有腹痛、恶心、呕吐、腹腔内出血、腹膜炎严重甚至休克。体征可见腹部压痛、腹肌紧张、腹水征。诊断明确后应立即手术，术中注意是否有恶变，涂片行细胞学检查；彻底清洗盆、腹腔；切除的标本送病理学检查。

3. 感染 临床较少见，多因蒂扭转或破裂所致，部分也可由于邻近器官感染灶（如阑尾脓肿）的扩散。临床表现为发热、腹痛、腹部压痛及反跳痛、腹肌紧张、腹部肿块、白细胞升高等。治疗原则是先抗感染，然后手术切除肿瘤。如短期内不能控制感染，宜即刻手术。

4. 卵巢良性肿瘤恶变 早期不易发现，若出现肿瘤迅速生长，尤其双侧性卵巢肿瘤，应考虑有恶变可能，并应尽早手术。

六、诊断

1. 根据年龄、结合病史和体征，做出初步判定。

2. 必要的辅助检查

（1）影像学检查

1）超声检查：建议行彩色多普勒超声检查可测定肿块血流变化。可根据B超下肿块的囊性或实性、囊内有无乳头、包块内回声等判断肿块性质。

2）磁共振、CT、PET检查：磁共振可较好判断肿块性质及其与周围器官的关系；CT可判断周围侵犯、淋巴结转移及远处转移情况；还可以行PET或PET-CT判定，但一般不推荐用于初次诊断。

（2）肿瘤标志物

1）血清CA125：水平升高，不单独用于早期诊断，常用于病情监测、治疗效果评估。

2）血清AFP：升高对卵巢卵黄囊瘤有特异性诊断价值。

3）血清HCG：升高对卵巢原发性绒癌有特异性。

4）性激素：雌激素升高常见于卵巢颗粒细胞瘤、卵泡膜细胞瘤，浆液性、黏液性囊腺瘤或勃勒纳瘤有时也可升高。

5）血清HE4：与CA125联合应用来判断盆腔肿块的良、恶性。

（3）腹腔镜检查：可直接观察肿块大体情况，并对整个盆腔、腹腔、横膈部位进行观察，在可疑部位进行多点活检，抽取腹水行细胞学检查，用以确诊。

（4）腹水细胞学检查：查找癌细胞。

七、鉴别诊断方法

1. 卵巢良恶性肿瘤的鉴别

良性肿瘤：病程长，逐渐增大；查体多为单侧，活动；囊性，表面光滑，常无腹水；一般情况良好，辅助超声检查液性暗区，可有间隔光带，边缘清。

恶性肿瘤：病程短，短期迅速增大；查体多为双侧，固定；实性，表面不平，结节状，伴腹水，多为血性，可查到癌细胞；可出现恶病质，超声检查液性暗区内杂乱光团，或囊实性，边界不清。

2. 良性肿瘤的鉴别诊断

（1）卵巢瘤样病变：功能性囊肿（滤泡囊肿和黄体囊肿）；多为单侧，壁薄，直径≤ 8 cm；常于2~3个月后自行消失。

（2）输卵管卵巢囊肿：病因多为炎性积液，患者常有盆腔炎性疾病病史。两侧附件区有不规则条形囊性包块，边界较清，活动受限。

（3）子宫肌瘤：一般浆膜下肌瘤或肌瘤囊性变时，容易与卵巢肿瘤混淆。根据病史、查体、超声检查可协助鉴别。

（4）腹水：患者有肝、心脏、肾病史，可出现腹水与巨大卵巢囊肿相鉴别，腹水腹部查体时腹部中间呈鼓音，腹部两侧浊音，移动性浊音阳性。巨大卵巢囊肿平卧时腹部隆起，叩诊浊音，腹部两侧鼓音，无移动性浊音。超声检查有助于鉴别。

3. 恶性肿瘤的鉴别诊断

（1）子宫内膜异位症：子宫内膜异位症因为盆腔可扪及粘连性肿块易于临床恶性肿瘤相混淆。但子宫内膜异位症常有月经改变或进行性痛经。超声检查、腹腔镜检查有助于鉴别。

（2）结核性腹膜炎：因合并腹水和盆腹腔内粘连性包块而与恶性肿瘤相混淆，但结核性腹膜炎常有肺结核史，多发生于年轻、不孕妇女，伴月经稀少或闭经、低热、盗汗等全身症状，肿块位置较高，叩诊时鼓音和浊音分界不清。影像学检查等有助于鉴别，必要时行剖腹探查或腹腔镜检查取活检确诊。

（3）生殖道以外的肿瘤：需要与卵巢癌鉴别的肿瘤包括腹膜后肿瘤、直肠癌、乙状结肠癌等。

八、卵巢肿瘤治疗原则

1. 卵巢良性肿瘤

（1）原则：一经确诊，应行手术治疗。

（2）手术方式：主要依据患者年龄、生育要求及对侧卵巢情况决定手术范围。良性肿瘤可在腹腔镜下手术。①年轻、单侧肿瘤：行患侧卵巢肿瘤剔除、卵巢切除术或患侧附件切除术。②年轻、双侧肿瘤应行肿瘤剔除术。③绝经后妇女或围绝经妇女，年龄大于 50 岁可行子宫及双附件切除术。

2. 卵巢癌

（1）原则：需手术联合化疗等综合治疗，手术为主，术后应根据其组织学类型、细胞分化程度、手术病理分期和残余灶大小决定是否接受辅助性化疗。

（2）手术方式和适应证：一般经腹手术，部分经选择的早期患者也可在腹腔镜下完成分期手术。卵巢恶性肿瘤的初次手术范围分为分期手术及肿瘤细胞减灭术。早期的患者应实施全面分期手术，肿瘤细胞减灭术适用于临床判断为中晚期患者。

1）全面分期手术：适用于临床Ⅰ期的卵巢恶性肿瘤患者。手术范围包括切除全子宫和两侧卵巢及输卵管，于横结肠下切除大网膜以及任何肉眼可见病灶。肿瘤所在侧的骨盆漏斗韧带应行高位结扎以切除。肉眼可疑阑尾表面或系膜肿瘤受累或卵巢黏液性癌应行阑尾切除。双侧盆腔淋巴结和腹主动脉旁淋巴结切除，切除腹主动脉旁淋巴结时，上界应达肾静脉水平（图 12–3、图 12–4，另见彩插）。

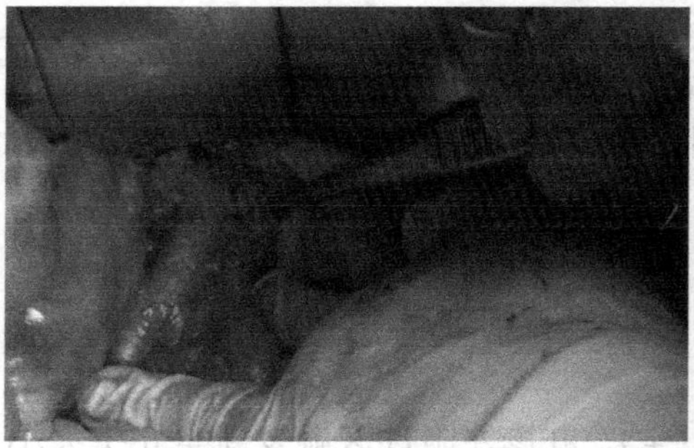
图 12–3　卵巢癌手术操作

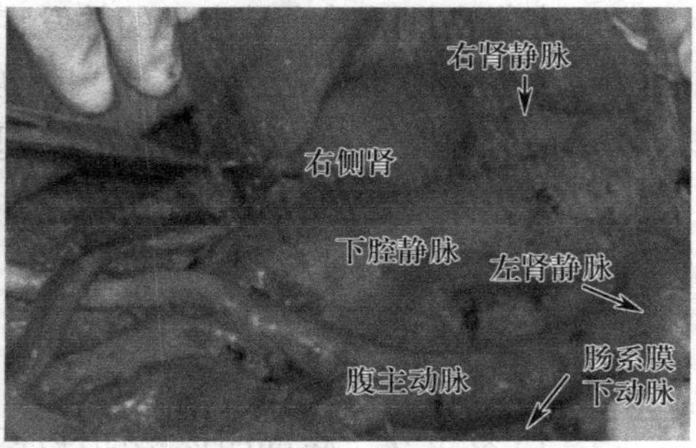

图 12–4　主动脉旁淋巴结切除术

2）保留生育功能手术：适用于要求保留生育功能的年轻患者。手术范围：可行单侧附件切除 + 全面分期手术，保留健侧附件和子宫。术中要对肿物行冰冻病理诊断及临床评估。如果子宫和对侧卵巢正常，都可以保留生育功能。但对于Ⅰ期透明细胞癌由于恶性程度高，保留生育功能应谨慎。

3）肿瘤细胞减灭术：适用于有卵巢外转移的中晚期患者。临床分为初次肿瘤细胞减灭术、间隔（中间）肿瘤细胞减灭术、再次肿瘤细胞减灭术。一般情况下初诊患者经判断有可能实现满意减瘤（残存肿瘤≤ 1 cm），则可直接手术，称为初次肿瘤细胞减灭术。如判断难以实现满意减瘤或年老体弱难以耐受手术者，可先行辅助化疗 2~3 个周期，再行手术；或者初次减瘤术后残存较大肿瘤，经化疗 2~3 个疗程后再行手术者称为间隔（中间）肿瘤细胞减灭术。对完成初次或间隔减瘤术并接受化疗后复发患者进行再次肿瘤细胞减灭术，一般情况下化疗结束到复发间隔大于 6 个月。

4）腹腔镜探查术：腹腔镜探查在晚期卵巢癌能否满意切除的评估中。

课后练习题

一、选择题

1. 属于卵巢良性肿瘤的是

A. 内胚窦瘤　　B. 颗粒细胞瘤
C. 库肯勃瘤　　D. 卵泡膜细胞瘤
E. 无性细胞瘤

2. 能引起子宫内膜增生的卵巢肿瘤是

A. 皮样囊肿　　B. 纤维瘤
C. 卵泡膜细胞瘤　　D. 内胚窦瘤
E. 浆液性囊腺瘤

3. 卵巢良性畸胎瘤最常见的并发症是

A. 蒂扭转　　B. 破裂　　C. 感染

D. 出血　　E. 恶性变

4. 属于卵巢上皮性肿瘤的是

A. 浆液性囊腺瘤　　B. 无性细胞瘤

C. 内胚窦瘤　　D. 颗粒细胞瘤

E. 畸胎瘤

5. 15 岁少女，腹部叩诊移动性浊音（+）。肛诊左附件区触及新生儿头大小实性肿瘤，血清甲胎蛋白值＞400 μg/L。本例诊断可能为

A. 卵巢未成熟畸胎瘤　　B. 卵巢内胚窦瘤

C. 卵巢浆液性囊腺瘤　　D. 卵巢颗粒细胞瘤

E. 卵巢纤维瘤伴腹水

二、简答题

1. 卵巢肿瘤有哪些并发症？
2. 卵巢肿瘤主要组织学类型有哪些？

三、病例分析题

病例（一）

患者，女，36 岁，G2P1，5 年前查体发现右下腹有一直径 6 cm 包块，囊实性，未定期复查。有一天性生活后突然下腹痛，伴恶心，无发热。查：子宫正常大小，子宫右上方可及一直径 8 cm，张力较大，有压痛的包块，不活动。B 超提示右附件区有 8 cm×6 cm×4 cm 包块，内有不均质回声团，直肠后陷窝有少量积液。

1. 该患者可能的诊断是什么？
2. 合适的处理是什么？

病例（二）

患者王 ××，女，50 岁，因“腹胀 4 个月，B 超发现盆腔肿物 1 个月”于 2018 年 5 月 6 日收入院。主要体征：叩诊移动性浊音（+）。妇科检查：外阴（-）、阴道通畅、宫颈重度糜烂状，子宫水平位，如孕 9 周大小，质地硬、形状不规则、无压痛、活动好，于子宫右后方可扪及 9 cm×10 cm×9 cm 大小包块，呈实性，活动差，无压痛，右附件区未扪及明显包块。妇科彩超：右卵巢实性病变，囊壁有乳头状结构，子宫肌瘤，腹水。胃镜：无阳性发现。钡灌肠：无阳性发现。

1. 该病例最可能的诊断是什么？
2. 还需要完善哪些辅助检查？
3. 该病例应如何治疗？

（北京市石景山医院　盛晓滨　姬力群）

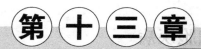

第十三章 妊娠滋养细胞疾病、子宫内膜异位症和子宫腺肌症

【实习目的】

1. 熟悉妊娠滋养细胞疾病临床特点、诊断方法；子宫内膜异位症和子宫腺肌病的临床特点、诊断和治疗方法。

2. 了解滋养细胞疾病随访原则；滋养细胞疾病的基本化学治疗方案。

【实习内容】

1. 妊娠滋养细胞疾病临床特点、诊断方法。
2. 子宫内膜异位症和子宫腺肌病的临床特点、诊断和治疗方法。
3. 滋养细胞疾病随访原则；滋养细胞疾病的基本化学治疗方案。

【实习方法】

1. 带教老师提前准备好患者，由带教老师示范收集资料的过程，观察带教老师诊查患者。

2. 学生收集病史，检查一位患者，集体讨论，进行辨证分析，确定诊断及处理方法。熟悉常见的妇科肿瘤诊断及处理原则，了解常见妇科手术的术式及范围。

3. 最后带教老师总结。

4. 可根据教学的进度选择病例进行示教。也可根据妇科病房的情况，在本大纲教学要求的前提下选择病例示教。如有教学大纲要求以外的典型病例，则应在完成大纲教学要求的前提下进行示教，以丰富学生的学识和经历。

第一节　妊娠滋养细胞疾病

一、病史采集要点

（一）病史

1. 发病年龄，发病的诱因，发病缓急情况

2. 停经时间、阴道流血情况、末次妊娠情况。

3. 病情变化，如何时出现的症状，询问其发展演变的过程，有无咳嗽、头痛、胸痛、咯血。

4. 诊疗情况和效果，包括在何处就诊过，做过何种检查，用何种药物治疗及疗效如何。

5. 一般情况，如精神、体力、饮食、排尿、排便情况。

6. 既往史、个人史、月经史及孕产史，注意询问何种方法避孕。

（二）体检要点

1. 体温、脉搏、呼吸、血压、体位、神志。

2. 一般情况，如浅表淋巴结肿大情况。

3. 胸部望、触、叩、听。

4. 腹部查体，注意下腹部能否扪及包块，是否可以发现子宫增大，子宫底高度。

5. 妇科检查，注意检查外阴、阴道，宫颈是否有紫蓝色结节，阴道有无流血，子宫大小、质地、活动度、附件区有无包块。

二、妊娠滋养细胞疾病

妊娠滋养细胞疾病（GTD）是妊娠相关的一系列疾病，包括葡萄胎（完全性葡萄胎和部分性葡萄胎）、侵袭性葡萄胎和绒毛膜癌及胎盘部位滋养细胞肿瘤（PSTT）。妊娠滋养细胞肿瘤（GTN），通常继发于有葡萄胎、人工流产或自然流产、正常妊娠或者异位妊娠病史者，GTN 最常见于葡萄胎后 HCG 持续增高。

（一）葡萄胎

1. 临床表现　完全性葡萄胎，典型症状如下。

（1）停经后阴道流血：为最常见的症状。一般在停经后开始不规则阴道流血，量多少不定。葡萄胎组织有时可自行排出，但排出前和排出时常伴有大量流血。反复阴道流血若不及时治疗，可继发贫血和感染。若大血管破裂，可造成大出血和休克，甚至死亡。

（2）子宫异常增大、变软：因葡萄胎迅速增长及宫腔内积血导致子宫大于停经月份，质地变软，并伴 HCG 水平异常升高。但部分患者的子宫可与停经月份

相符或小于停经月份，可能与水泡退行性变有关。

（3）妊娠呕吐：常发生于子宫异常增大和 HCG 水平异常升高者，出现时间一般较正常妊娠早，症状严重且持续时间长。

（4）子痫前期征象：多发生于子宫异常增大者，可在妊娠 24 周前出现高血压、蛋白尿和水肿，但子痫罕见。若早期妊娠发生子痫前期，要考虑葡萄胎可能。

（5）甲状腺功能亢进：如心动过速、皮肤潮湿和震颤，血清游离 T_3、T_4 水平升高，但突眼少见。

（6）腹痛：因葡萄胎增长迅速和子宫过度快速扩张所致，表现为阵发性下腹痛，一般不剧烈，能忍受，常发生于阴道流血之前。若发生卵巢黄素化囊肿扭转或破裂，可出现急腹痛。

（7）卵巢黄素化囊肿：常为双侧，但也可单侧，大小不等。黄素化囊肿一般无症状。多由超声检查做出诊断。黄素化囊肿常在葡萄胎清宫后 2~4 个月自行消退。

部分性葡萄胎也常表现为停经后阴道流血，有时与不全流产或过期流产过程相似。其他症状较少，程度也比完全性葡萄胎轻。

2. 诊断　早孕期的不规则阴道流血，较高的 hCG，子宫大于妊娠周数，剧吐，子痫前期和甲状腺功能亢进，要考虑葡萄胎可能。若阴道排出葡萄样水泡组织支持诊断。常选择下列辅助检查以进一步明确诊断。

（1）超声检查：是常用的辅助检查，最好采用经阴道彩色多普勒超声。完全性葡萄胎的典型超声图像为子宫大于相应孕周，无妊娠囊或胎心搏动，宫腔内充满不均质密集状或短条状回声，呈“落雪状”，水泡较大时则呈“蜂窝状”。常可测到双侧或一侧卵巢囊肿。彩色多普勒超声检查可见子宫动脉血流丰富，但子宫肌层内无血流或仅有稀疏血流信号。部分性葡萄胎可在胎盘部位出现由局灶性水泡状胎块引起的超声图像改变，有时还可见胎儿或羊膜腔，胎儿通常畸形。早期葡萄胎妊娠的超声征象常不典型，容易误诊（图 13–1，另见彩插）。

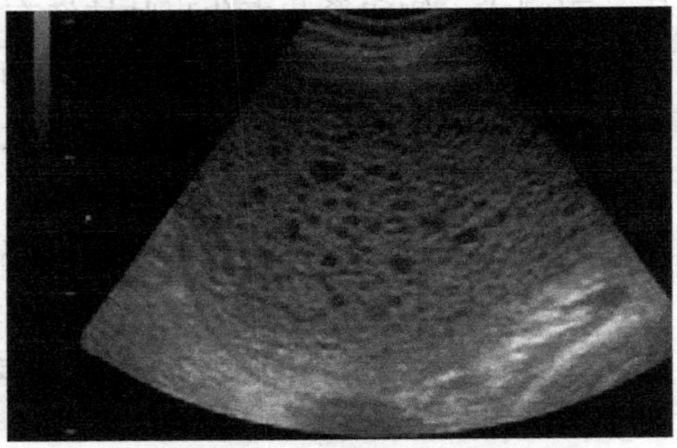

图 13–1　完全性葡萄胎的超声图像

（2）人绒毛膜促性腺激素（HCG）测定：血清 HCG 测定是诊断葡萄胎的另一项重要辅助检查。葡萄胎时，血清 HCG 滴度常明显高于正常孕周的相应值，＞ 8 万 IU/L 支持诊断。但也有部分性葡萄胎因绒毛退行性变，HCG 升高不明显。在滋养细胞疾病时则产生更多的 HCG 结构变异体，因此同时测定规则 HCG 及其结构变异体，有助于滋养细胞疾病的诊断和鉴别诊断。

（3）DNA 倍体分析：完全性葡萄胎的染色体核型为二倍体，部分性葡萄胎为三倍体。

（4）印迹基因检测：P57 免疫组化染色可区别完全性和部分性葡萄胎。

（5）其他检查：如胸部 X 线检查、血细胞和血小板计数、肝功能、肾功能等。

3. 鉴别诊断

（1）流产：葡萄胎病史与流产相似，可能发生误诊，尤其部分性葡萄胎与流产的鉴别有时较为困难，即使在病理检查时也常因绒毛水肿、滋养细胞增生不明显等造成混淆，需要利用 DNA 倍体分析、母源表达印迹基因检测及短串联重复序列基因分析等技术进行鉴别。

（2）剖宫产瘢痕部位妊娠：是剖宫产术后的一种并发症，胚囊着床于子宫切口瘢痕部位，表现为停经后阴道流血，容易与葡萄胎相混淆，超声检查有助于鉴别。

（3）双胎妊娠：子宫大于相应孕周的正常单胎妊娠，HCG 水平也略高于正常，与葡萄胎相似，但双胎妊娠无阴道流血，超声检查可以确诊。

（二）妊娠滋养细胞肿瘤

1. 临床表现

（1）无转移滋养细胞肿瘤：大多数继发于葡萄胎妊娠，其临床表现如下。

1）阴道流血：在葡萄胎排空、流产或足月产后，有持续的不规则阴道流血，也可表现为一段时间的正常月经后再停经，然后又出现阴道流血。

2）子宫复旧不全或不均匀性增大：常在葡萄胎排空后 4~6 周，子宫尚未恢复到正常大小，质地偏软；也可受肌层内病灶部位和大小的影响，表现出子宫不均匀性增大。

3）卵巢黄素化囊肿：由于 HCG 的持续作用，在葡萄胎排空、流产或足月产后，双侧或一侧卵巢黄素化囊肿持续存在。

4）腹痛：子宫病灶穿破浆膜层时可引起急性腹痛及腹腔内出血症状。子宫病灶坏死继发感染也可引起腹痛及脓性白带。黄素化囊肿发生扭转或破裂时也可出现急性腹痛。

5）假孕症状：由于 HCG 及雌、孕激素的作用，表现为乳房增大，乳头及乳晕着色，甚至有初乳样分泌，外阴、阴道、宫颈着色，生殖道质地变软。

（2）转移性滋养细胞肿瘤：易继发于非葡萄胎妊娠，或为经组织学证实的绒癌。肿瘤主要经血行播散，转移发生早而且广泛。最常见的转移部位是肺（80%），其次是阴道（30%），以及盆腔（20%）、肝（10%）和脑（10%）等。其临床表现如下。

1）肺转移：可无症状，需通过胸部 X 线或肺 CT 检查做出诊断。典型表现为胸痛、咳嗽、咯血及呼吸困难。

2）阴道转移：转移灶常位于阴道前壁及阴道穹，呈紫蓝色结节，破溃时引起不规则阴道流血，甚至大出血。

3）肝转移：为不良预后因素之一，多同时伴有肺转移。病灶较小时可无症状，也可表现为右上腹部或肝区疼痛、黄疸等，若病灶穿破肝包膜可出现腹腔内出血，导致死亡。

4）脑转移：预后凶险，为主要的致死原因。一般同时伴有肺转移和（或）阴道转移。脑转移经过瘤栓期、脑瘤期，最后进入脑疝期，脑疝形成，压迫生命中枢，最终死亡。

5）其他转移：包括脾、肾、膀胱、消化道、骨等，其症状视转移部位而异。

2. 诊断方法

（1）血清 HCG 测定：HCG 水平异常是主要的诊断依据。影像学证据支持诊断，但不是必需的。葡萄胎后滋养细胞肿瘤的诊断标准：在葡萄胎清宫后 HCG 随访的过程中，凡符合下列标准中的任何一项且排除妊娠物残留或再次妊娠即可诊断为妊娠滋养细胞肿瘤：① HCG 测定 4 次呈高水平平台状态（±10%），并持续 3 周或更长时间，即 1、7、14、21 日；② HCG 测定 3 次上升（＞10%），并至少持续 2 周或更长时间，即 1、7、14 日；③ HCG 水平持续异常达 6 个月或更长。

非葡萄胎后滋养细胞肿瘤的诊断标准：流产、足月产、异位妊娠后 4 周左右，HCG 应转为阴性，超过 4 周 HCG 仍高或一度下降后再上升，结合临床表现并除外妊娠物残留或再次妊娠，可诊断为妊娠滋养细胞肿瘤。

（2）超声检查：是诊断子宫原发病灶最常用的方法。在声像图表现为正常大小或不同程度增大，肌层内可见高回声团块，边界清但无包膜，或肌层内有回声不均区域或团块，边界清但无包膜；也可以表现为整个子宫弥漫性增高回声，内部伴不规则低回声或无回声。

（3）X 线检查：为常规检查。肺转移典型的 X 线表现为棉球状或团块状阴影，转移灶以右侧肺及中下部较为多见。胸片可见病灶是肺转移灶计数的依据，可用于预后评分。

（4）CT 和磁共振成像检查：胸部 CT 可以发现肺部较小病灶，是诊断肺转移的依据。磁共振主要用于脑、腹腔和盆腔转移灶的诊断。对 X 线表现阴性者，应常规检查胸部 CT。对 X 线或胸部 CT 表现阳性者，应常规进行脑、肝 CT 或磁共振成像检查。

（5）其他检查：如血细胞和血小板计数、肝肾功能等。

（6）组织学诊断：在子宫肌层内或子宫外转移灶组织中若见到绒毛或退化的绒毛阴影，则诊断为侵蚀性葡萄胎；若仅见成片滋养细胞浸润及坏死出血，未见绒毛结构者，则诊断为绒癌；若原发灶和转移灶诊断不一致，只要在任一组织切片中见有绒毛结构，均诊断为侵蚀性葡萄胎。组织学证据对于妊娠滋养细胞肿瘤的诊断不是必需的，但有组织学证据时应以组织学诊断为准。

（三）妊娠滋养细胞疾病随访原则

1. 葡萄胎患者清宫后　必须定期随访，以便尽早发现滋养细胞肿瘤并及时处理。随访应包括以下内容：①定期 HCG 测定，葡萄胎清宫后每周 1 次，直至连续 3 次阴性，以后每 1 个月 1 次，共 6 个月，然后再每 2 个月 1 次，共 6 个月，自第一次阴性后共计 1 年；②询问病史，包括月经状况，有无阴道流血、咳嗽、咯血等症状；③妇科检查，必要时可选择超声、胸部 X 线或 CT 检查等。葡萄胎患者随访期间应可靠避孕。由于葡萄胎后滋养细胞肿瘤极少发生在 HCG 自然降至正常以后，所以避孕时间为 6 个月。若发生随访不足 6 个月的意外妊娠，只要 HCG 已经正常，也不需考虑终止妊娠。但妊娠后，应在妊娠早期做超声检查和 HCG 测定，以明确是否正常妊娠，产后也需 HCG 随访至正常。避孕方法可选用阴茎套或口服避孕药，不选用宫内节育器。

2. 妊娠滋养细胞肿瘤治疗结束后 应严密随访，第一次在出院后 3 个月，然后每 6 个月 1 次至 3 年，此后每年 1 次直至 5 年；也有推荐低危患者随访 1 年，高危患者可随访 2 年。随访内容同葡萄胎。随访期间应严格避孕，一般于化疗停止 ≥ 12 个月后方可妊娠。

（四）妊娠滋养细胞肿瘤的化疗方案

肌内注射甲氨蝶呤方案，此方案副作用少，每 2 周化疗 1 次，此方案持续至 HCG 转阴并行 3 周期巩固化疗方案（即转阴后继续治疗 6 周），1/（3~4）患者对此方案耐药，需要增加 EMA-CO 或者放线菌素行联合化疗，极少数患者对甲氨蝶呤耐药需要更换其他药物。

第二节 子宫内膜异位症和子宫腺肌病

一、病史采集要点

1. 病史

（1）发病年龄：子宫内膜异位症常见于 25~45 岁，子宫腺肌病常见于 30~50 岁。

（2）发病的诱因，发病缓急情况，发病时间。

（3）月经情况，痛经病情变化，是否是继发性的、进行性的，是否需要药物治疗，何时出现的症状，询问其发展演变的过程，有无性交不适、性交痛，有无不孕。

（4）诊疗情况和效果：在何处就诊过，做过何种检查，用何种药物治疗及疗效如何。

（5）一般情况，精神、体力、饮食、排尿、排便情况。

（6）既往史、个人史、月经史及孕产史。

2. 体检要点

（1）体温、脉搏、呼吸、血压、体位、神志。

（2）一般情况，心肺听诊，腹部触诊。

（3）妇科检查：子宫腺肌病妇科检查子宫呈均匀增大或有局限性结节隆起，质硬且有压痛，经期压痛更甚。

二、子宫内膜异位症

子宫内膜异位症简称内异症，指子宫内膜组织出现在子宫体以外的部位。

（一）症状

1. 内异症的临床症状具有多样性　最典型的临床症状是盆腔疼痛，包括痛经、慢性盆腔痛（CPP）、性交痛、肛门坠痛等。痛经常是继发性，进行性加重。临床表现中也可有月经异常。妇科检查典型的体征是宫骶韧带触痛性结节以及附件粘连包块。

2. 侵犯特殊器官的内异症常伴有其他症状　肠道内异症常有消化道症状如便频、便秘、便血、排便痛或肠痉挛，严重时可出现肠梗阻。膀胱内异症常出现尿频、尿急、尿痛，甚至血尿。输尿管内异症常发病隐匿，多以输尿管扩张或肾积水就诊，甚至出现肾萎缩、肾功能丧失。如果双侧输尿管及肾受累，可有高血压症状。

3. 不孕　40%~50% 的患者合并不孕。

4. 盆腔结节及包块　17%~44% 的患者合并盆腔包块（子宫内膜异位囊肿）。

5. 其他表现　肺及胸膜内异症可出现经期咯血及气胸。剖宫产术后腹壁切口、会阴切口内异症表现为瘢痕部位结节，与月经期密切相关的疼痛。

（二）体征

卵巢异位囊肿较大时，妇科检查可扪及与子宫粘连的肿块。囊肿破裂时腹膜刺激征阳性，盆腔内异症双合诊检查时，可有子宫后倾固定，直肠子宫陷凹、宫骶韧带或子宫后壁下方可扪及触痛性结节，一侧或双侧附件处触及囊实性包块，活动度差。病变累及直肠阴道间隙时，可在阴道穹后部触及，触痛明显，或直接看到局部隆起的小结节或紫蓝色斑点（图 13-2，另见彩插）。

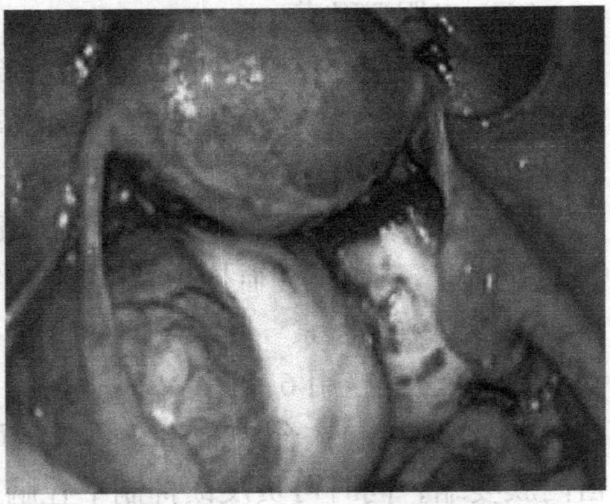

图 13-2　卵巢异位囊肿

（三）诊断方法

生育期女性有继发性痛经且进行性加重、不孕或慢性盆腔痛，妇科检查扪及与子宫相连的囊性包块或盆腔内有触痛性结节，即可初步诊断为子宫内膜异位症。但临床上常需借助下列辅助检查。

1. 影像学检查　超声检查是诊断的重要方法，可以明确异位囊肿位置、大小和形状，其诊断敏感性和特异性均在 96% 以上。囊肿呈圆形或椭圆形，与周围特别与子宫粘连，囊壁厚而粗糙，囊内有细小的絮状光点。盆腔 CT 及磁共振成像对盆腔内异症有诊断价值，但费用昂贵，不作为初选的诊断方法。

2. 血清 CA125 和人附睾蛋白 4（HE4）测定 血清 CA125 水平可能升高，重症患者更为明显，CA125 诊断内异症的敏感性和特异性均较低，不作为独立的诊断依据，但有助于监测病情变化、评估疗效和预测复发。内异症患者 HE4 多在正常水平，可用于与卵巢癌的鉴别诊断。

3. 腹腔镜检查 是目前国际公认的确诊盆腔内异症的标准方法。对在腹腔镜下见到大体病理所述的典型病灶或可疑病变进行活组织检查即可确诊。

（四）治疗方法

治疗方法应根据患者年龄、症状、病变部位和范围以及生育要求等加以选择，强调治疗个体化。

1. 药物治疗 治疗的目的是抑制卵巢功能，阻止内异症的发展。

（1）非甾体类抗炎药（NSAID）

1）用法：根据需要临时对症处理轻度内异症的经期腹痛，用药间隔不少于 6 小时。

2）作用机制：①抑制前列腺素的合成；②抑制淋巴细胞活性和活化的 T 淋巴细胞的分化，减少对传入神经末梢的刺激；③直接作用于伤害性感受器，阻止致痛物质的形成和释放。

3）不良反应：主要为胃肠道反应，偶有肝肾功能异常。长期应用要警惕胃溃疡的可能。

（2）口服避孕药

1）用法：连续或周期用药，持续 6 个月及以上，可较长时间用药。

2）作用机制：降低垂体促性腺激素水平，抑制排卵；直接作用于子宫内膜和异位内膜，使其萎缩。

3）不良反应：较少，偶有消化道症状或肝功能异常。40 岁以上或高危因素（如糖尿病、高血压、血栓史及吸烟）的患者，要警惕血栓的风险。

（3）高效孕激素

1）用法：连用 6 个月。

2）作用机制：合成的高效孕激素可引起子宫内膜蜕膜样改变，最终导致子宫内膜萎缩，同时可负反馈抑制下丘脑 – 垂体 – 卵巢轴。

3）不良反应：有恶心、轻度抑郁、水钠潴留、体重增加及阴道不规则点滴出血等。

（4）孕激素受体拮抗剂：米非司酮（mifepristone）。

1）用法：每日口服 25~100 mg。

2）作用机制：造成闭经使病灶萎缩。

3）不良反应：轻，无雌激素样影响，亦无骨质丢失危险，长期疗效有待证实。

（5）孕三烯酮

1）用法：2.5 mg，2~3 次 / 周，月经第 1 日开始服药，共 6 个月。

2）作用机制：孕三烯酮是雄激素衍生物，是合成的19-去甲睾酮衍生物，有抗孕激素、中度抗雌激素和抗性腺效应。

3）不良反应：副作用较小，对肝功能影响较小且可逆，且用药量少、方便。

（6）达那唑（danazol）：为合成的17α-乙炔睾酮衍生物。

1）用法：月经第1日开始口服200 mg，每日2~3次，持续用药6个月。若痛经不缓解或未闭经，可加至每日4次。

2）作用机制：抑制FSH、LH峰，抑制卵巢合成甾体激素，导致子宫内膜萎缩，出现闭经。

3）不良反应：有恶心、头痛、潮热、乳房缩小、体重增加、性欲减退、多毛、痤疮、皮脂增加、肌痛性痉挛等，已有肝功能损害不宜使用，也不适用于高血压、心力衰竭、肾功能不全者。

（7）促性腺激素释放激素激动剂（GnRH-a）：亮丙瑞林、戈舍瑞林。

1）用法：月经第1日皮下注射1支后，每隔28日注射1次，共3~6次。

2）作用机制：促进垂体LH和FSH释放，持续抑制垂体分泌促性腺激素，导致卵巢激素水平明显下降，出现暂时性闭经。

3）不良反应：主要有潮热、阴道干燥、性欲减退和骨质丢失等绝经症状。

（8）GnRH-a联合反向添加治疗：在应用GnRH-a 3~6个月时可以酌情给予反向添加治疗（add-back therapy），提高雌激素水平，预防低雌激素状态相关的血管症状和骨质丢失的发生，妊马雌酮0.625 mg加甲羟孕酮2 mg，每日1次或替勃龙1.25 mg/d。

2. 手术治疗　治疗的目的是切除病灶、恢复解剖。适用于药物治疗后症状不缓解、局部病变加剧或生育功能未恢复者，直径大于4 cm的卵巢内膜异位囊肿者。腹腔镜手术是首选的手术方法，目前认为腹腔镜确诊、手术加药物为内异症的“金标准”治疗。

手术方式及其适应证和手术范围如下。

（1）保留生育功能手术

1）适应证：药物治疗无效、年轻和有生育要求的患者。

2）手术范围：切除或破坏所有可见的异位内膜病灶、分离粘连、恢复正常的解剖结构，但保留子宫、一侧或双侧卵巢，至少保留部分卵巢组织。术后宜尽早妊娠或使用药物以减少复发。

（2）保留卵巢功能手术

1）适应证：Ⅲ、Ⅳ期患者，症状明显且无生育要求的45岁以下患者。

2）手术范围：切除盆腔内病灶及子宫，保留至少一侧或部分卵巢。术后复发率约5%。

（3）根治性手术

1）适应证：45岁以上重症患者。

2）手术范围：将子宫、双附件及盆腔内所有异位内膜病灶予以切除和清除。

术后不用雌激素补充治疗者，几乎不复发。

三、子宫腺肌病

（一）临床表现

1. 痛经 半数以上患者有继发性痛经，渐进性加重。

2. 月经异常 月经过多、经期延长或不规则出血。

3. 不孕 子宫腺肌病会使子宫形态与功能改变而导致不孕。

4. 子宫增大 多为均匀性增大，呈球形，也可为突起不平，质硬；可合并子宫肌瘤和内异症。

（二）诊断方法

可依据典型的进行性痛经和月经过多史、妇科检查子宫均匀增大或局限性隆起、质硬且有压痛而做出初步诊断。影像学检查有一定帮助，可酌情选择，确诊取决于术后的病理学检查。

（三）治疗方法

应视患者症状、年龄和生育要求而定，目前无根治性的有效药物。

1. 药物治疗 对于症状较轻、有生育要求及近绝经期患者可试用达那唑、孕三烯酮、GnRH-a或左炔诺孕酮宫内缓释系统（LNG-IUS）治疗，均可缓解症状，停药后症状可复现。在GnRH-a治疗时应注意患者骨丢失的风险，可以给予反向添加治疗和钙剂补充。

2. 手术治疗 年轻或希望生育的子宫腺肌病患者，可试行病灶切除术（图13-3，另见彩插），但术后有复发风险。对症状严重、无生育要求或药物治疗无效者，应行全子宫切除术。是否保留卵巢，取决于卵巢有无病变和患者年龄。

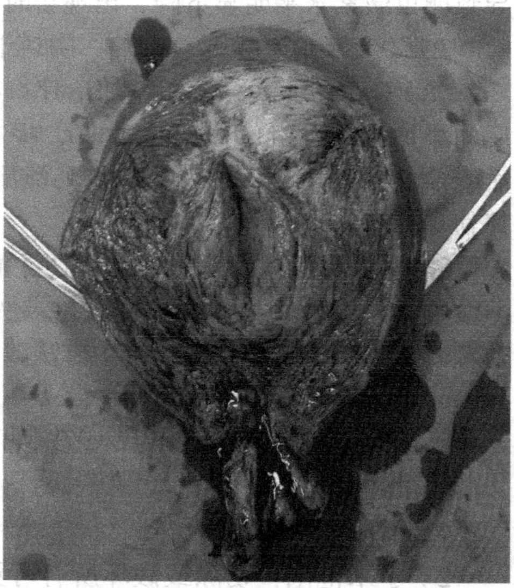

图13-3 子宫腺肌病病灶切除术

课后练习题

一、选择题

1. 妊娠滋养细胞肿瘤最常见的转移部位是

A. 脑　　B. 肺　　C. 阴道

D. 肝　　E. 肾

2. 妊娠滋养细胞疾病**不包括**
   A. 葡萄胎　　B. 侵蚀性葡萄胎　　C. 绒毛膜癌
   D. 原发性卵巢绒癌　　E. 胎盘部位滋养细胞肿瘤
3. 20岁已婚妇女，停经75日，阴道不规则流血10日。妇科检查：子宫如孕4个月大，软，双侧附件区触及手拳大囊性肿物，活动良好。最重要的辅助检查方法是
   A. 盆腔X线检查　　B. 尿HCG测定
   C. 多普勒超声检测胎心　　D. 盆腔CT检查
   E. B超盆腔检查
4. 子宫内膜异位病灶最常发生在
   A. 腹腔腹膜　　B. 子宫浆膜
   C. 卵巢　　D. 直肠子宫陷凹
   E. 宫骶韧带
5. 子宫内膜异位症的痛经主要表现为
   A. 原发性痛经　　B. 继发性痛经，进行性加重
   C. 运动性痛经　　D. 偶发痛经
   E. 经前疼痛

二、简答题

1、何谓子宫内膜异位症和子宫腺肌病？
2、妊娠滋养细胞肿瘤常见的转移部位有哪些？

三、病例分析题

病例（一）

患者，女，20岁，已婚，停经4个月，不规则阴道流血1个月余，咳嗽半个月。LMP：2019年3月16日。2019年7月23日开始阴道出血，并有肉样组织物排出，未保留，未就医，此后阴道流血减少但淋漓不净，持续1个月余。因再次阴道大量流血有血块并有肉样组织而急诊入院。月经：16岁，10/30~90天，量多，无痛经。孕2产0，人工流产2次。

查体：BP 12.7/8 kPa（95/60 mmHg），P 108次/分。T 37.6 ℃。贫血貌。妇科检查：外阴已婚未产型，阴道有中量血，未见紫蓝结节，宫颈中度糜烂状，口闭，子宫如孕10周大，软，活动好，有轻压痛，双附件未及异常。

血Hb 75 g/L，WBC 125 × 10^9/L。妇科B超示：子宫前位，厚径5.1 cm，宫腔内见2.6 cm × 2.0 cm不规则稍强回声团块，内伴暗区，边界不清，血流丰富。双附件（–）。血HCG 112 687.00 mIU/ml。

1. 该病例主要诊断是什么？
2. 诊断依据是什么？

3. 该疾病应与哪些疾病相鉴别？
4. 还需做哪些进一步检查以明确诊断？
5. 该病例治疗计划是什么？

病例（二）

患者张××，女，26岁，已婚，主因“渐进性痛经3年，B超发现右卵巢肿物6个月”入院，初潮13岁，月经7/30天，患者经期腹痛明显，需服止痛药，月经结束后缓解。6个月前B超发现右卵巢肿物，直径8 cm。查体：BP 120/70 mmHg，HR 76次/分，一般情况良好，全身浅表淋巴结未及肿大，心肺未及异常，腹软，无压痛，下腹软，无压痛，移动性浊音（-）。妇科检查：子宫前位，正常大小，质中，活动可，子宫左后方可及8 cm×7 cm×6 cm囊性肿物，与子宫后壁粘连，活动差，无压痛，右附件区未及异常。辅助检查：妇科彩色超声检查示子宫前位，5.9 cm×6.4 cm×4.88 cm，质地均，内膜0.5 cm，左卵巢囊实性肿物7.5 cm×6.0 cm×7 cm，包膜完整，内有多个房隔，囊肿边缘血流RI 0.70，隔上血流RI 0.65。CA125 44.5 U/ml。提示：右卵巢囊肿。

1. 该病例主要诊断是什么？
2. 该疾病应与哪些疾病鉴别诊断？
3. 该疾病的治疗方法有哪些？

（北京市石景山医院　盛晓滨　姬力群）

第十四章 月经失调

【实习目的】

1. 掌握异常子宫出血的主要原因和出血机制、临床类型及表现特征；绝经综合征的定义、临床表现。

2. 熟悉异常子宫出血的常用诊断方法和鉴别诊断要点、治疗原则与措施、病因防治和激素替代疗法；闭经的各种分型的诊断依据与处理原则；多囊卵巢综合征的病理、辅助检查、鉴别诊断和药物治疗。

3. 了解闭经症状的不同病因与发病机制；多囊卵巢综合征的临床表现；痛经的病因、发病机制及防治措施；经前期综合征的定义、临床表现与治疗。

【实习内容】

1. 异常子宫出血的病因与机制、辅助检查方法及意义、异常子宫出血与全身疾病以及生殖器疾病的鉴别诊断。

2. 不同类型功血的病理变化和临床表现的特点、治疗原则与方法。

3. 多囊卵巢的定义、诊断、辅助检查与治疗。

4. 闭经的诊断、辅助检查、不同类型的处理方案。

5. 痛经的定义与临床处理以及防治。

6. 绝经综合征的生理变化过程、激素变化对骨质疏松的影响、防治措施。

【实习方法】

1. 带教老师提前准备好患者或病例，由带教老师示范收集资料的过程，观察带教老师诊查患者。

2. 学生收集病史，检查一位患者，确定诊断及处理方法。熟悉常见的月经失调患者的诊断及处理原则。

3. 最后带教老师总结。

第一节　异常子宫出血

一、病因与机制

1. 正常月经周期的调节机制　正常月经周期的调节是一个非常复杂的过程，主要涉及下丘脑、垂体和卵巢。下丘脑分泌促性腺激素释放激素（gonadotropin-releasing hormone，GnRH），通过调节垂体促性腺激素的分泌，调控卵巢功能。卵巢分泌的性激素对下丘脑－垂体又有反馈调节作用。下丘脑、垂体和卵巢之间相互调节、相互影响，形成一个完整而协调的神经内分泌系统，称为下丘脑－垂体－卵巢轴（hypothalamic-pituitary-ovarian axis，HPO）。

卵巢及子宫内膜周期性变化和激素水平关系如图 14-1 所示。

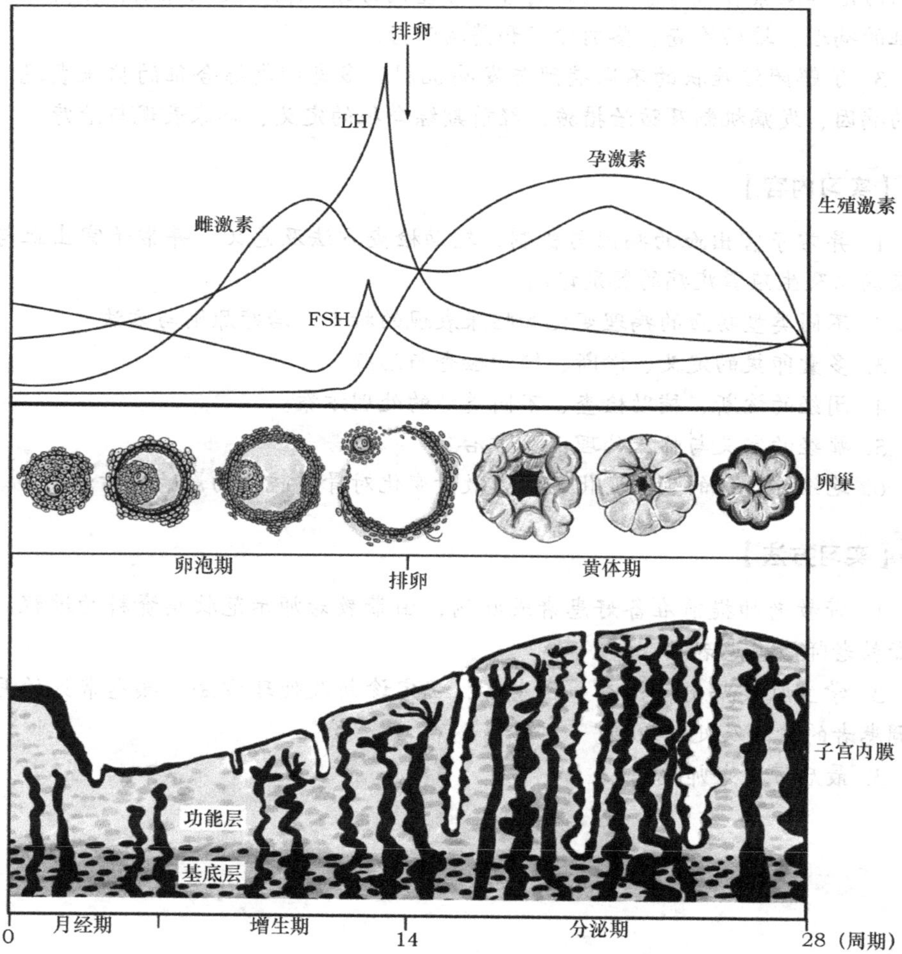

图 14-1　卵巢及子宫内膜周期性变化和激素水平关系

2. 异常子宫出血（abnormal uterine bleeding，AUB）模式

（1）月经周期规律或不规律。

（2）月经周期频度：频发，＜21 天；稀发，＞35 天但是＜6 个月；闭经，＞6 个月。

（3）经期：延长，＞7 天；缩短，＜3 天。

（4）经量：过多，＞80 ml；过少，＜5 ml。

3. 异常子宫出血病因分类　参考国际妇产科联盟 FIGO（International Federation of Gynecology and Obstetrics，FIGO）非妊娠妇女 AUB 病因分类系统（PALU-COEIN）。

FIGO 将 AUB 病因分为两大类 9 个类型，按照英文首个字母缩写为“PALM-COEIN”。“PALM”存在结构性改变，可采用影像学技术和（或）组织病理学方法明确诊断；“COEIN”无子宫结构性改变。

具体 PALM-COEIN 分类为：子宫内膜息肉所致 AUB（简称 AUB—P）、子宫腺肌病所致 AUB（简称 AUB-A）、子宫平滑肌瘤所致 AUB（简称 AUB-L）、子宫内膜恶变和不典型增生所致 AUB（简称 AUB-M）；全身凝血相关疾病所致 AUB（简称 AUB-C）、排卵障碍相关的 AUB（简称 AUB-O）、子宫内膜局部异常所致 AUB（简称 AUB-E）、医源性 AUB（简称 AUB-I）、未分类的 AUB（简称 AUB-N）。AUB-L 的肌瘤包括黏膜下（SM）和其他部位（O）肌瘤。

二、如何评估异常子宫出血

1. 病史

（1）现病史：阴道出血的频率、持续时间、出血量、伴随症状。

（2）月经史：包括完整的月经初潮、周期、经期、经量。

（3）婚育史：是否合并不孕、流产史、分娩史。

（4）既往史：是否合并内分泌疾病、凝血功能异常等疾病史，以及生活环境、精神情绪和体重改变等情况。

2. 体格检查

（1）全身体格检查：观察有无雄激素分泌增多导致的体重增加和毛发分布改变，有无溢乳、贫血、甲状腺功能减退、甲状腺功能亢进等阳性体征，还应进行心肺听诊、腹部触诊等基础身体状况体检。

（2）妇科专科体检：仔细检查阴道出血来源（阴道、宫颈及子宫）。

3. 辅助检查

（1）全血细胞计数：确定有无贫血及血小板减少。

（2）凝血功能检测：排除凝血和出血功能障碍性疾病。

（3）尿妊娠试验或者血清人绒毛膜促性腺激素测定：鉴别是否妊娠。

（4）宫颈细胞学检查：了解是否有宫颈病变。

（5）基础体温测定：了解是否有排卵。

（6）测定孕酮水平了解有无排卵；测定血清睾酮、催乳素及甲状腺功能以排除其他内分泌疾病。

（7）盆腔超声检查：了解子宫及卵巢情况。

（8）获取子宫内膜病理：适应证是围绝经期患者的异常子宫出血，方法可以采取诊断性刮宫或宫腔镜检查 + 刮宫。

三、异常子宫出血与生殖器疾病及全身性疾病的鉴别诊断

1. 妊娠相关合并症及并发症 通过妊娠确定试验以排除。

2. 生殖器官肿瘤 妇科体格检查、宫颈细胞学检查、盆腔超声检查、子宫内膜病理以进一步排除子宫内膜癌、子宫颈癌、滋养细胞肿瘤、子宫肌瘤及卵巢肿瘤等。

3. 生殖器官感染 妇科体格检查进一步排除是否合并子宫内膜炎症、宫颈炎症及输卵管卵巢炎症。

4. 医源性 AUB 激素类药物和抗凝血药物使用不当、宫内节育器可以引起 AUB。

5. 全身性疾病 通过辅助检查进一步排除血液病、肝肾衰竭、甲状腺功能亢进或减退症。

6. 生殖器官损伤 异物进入生殖道。

7. 生殖器官畸形 异常子宫出血还应与生殖器官畸形相鉴别。

四、不同类型异常子宫出血的治疗原则与方法

（一）排卵障碍的异常子宫出血（AUB-O）处理

1. 治疗原则 青春期以止血、调整周期、促排卵为治疗原则；围绝经期以调整周期、减少经量、防止子宫内膜癌变为治疗原则。

2. 支持治疗 对于慢性失血导致贫血的应治疗贫血；对于急性大量失血应积极防治失血性休克；出血时间长应预防感染。

3. 止血

（1）刮宫：围绝经期女性首选刮宫以了解子宫内膜病理情况；育龄女性在出血量大时进行刮宫止血。

（2）药物治疗：包括以下几种药物。

1）雌激素：适用于内源性雌激素不足的患者，一般用于青春期异常子宫出血，戊酸雌二醇 1~2 mg，每 6~8 小时 1 片，血止后每 3 日递减 1/3 量，维持量为每天 1 mg，血止后 2 周加用孕激素，口服甲羟孕酮 8~10 mg，每天 1 次，共 10 天，或者肌内注射孕酮 20 mg 每天 1 次，共 10 天，停药后 3~7 天发生撤药性出血。

2）孕激素：适用于有一定内源性雌激素水平的无排卵性异常子宫出血患者。炔诺酮 2.5 mg，每 6 小时 1 次，3~4 天血止后，每 3 天减量 1/3，直至维持量每天 5 mg，共维持使用 22 天，停药后 3~7 天发生撤药性出血。左炔诺孕酮宫内节

育器是含左炔诺孕酮（LNG）的释放性宫内节育器，全身副作用较少。

3）雄激素：适用于围绝经期出血患者，临床应用较少。

4）其他药物：①一般止血药：如抗纤溶药物氨甲苯酸、氨甲环酸等；酚磺乙胺、卡巴克络等减少微血管通透性药物；②促性腺激素释放激素激动剂（GnRH-a），可以短期止血，经常作为异常出血术前辅助治疗。

4. 调整月经周期药物

（1）对子宫内膜增生的患者，可给甲羟孕酮 10 mg，每天 1 次，共 22~28 天。

（2）对高雄激素血症，长期无排卵的患者，可给短效避孕药调整月经周期。

（3）对雌激素水平较低的患者，可给雌孕激素序贯治疗以调整周期，戊酸雌二醇 2 mg，于周期第 5 天起，每天 1 次，共 22~28 天，于用药第 12~15 天起，加用孕激素，口服甲羟孕酮 8~10 mg，每天 1 次，共 10 天，或者肌内注射孕酮 20 mg，每天 1 次共 10 天，两药同时停药。

5. 促进排卵药物　适用于有生育要求的育龄女性；常用药物为氯米芬、来曲唑等。

6. 手术治疗　对药物治疗无效，并且已经没有生育要求的患者，可以行手术治疗。

（1）子宫内膜切除术：现有的子宫内膜切除术包括热球法、微波法、电切法、热疗法、滚球法等。

（2）子宫切除术：对合并子宫器质性病变、不能或不愿行子宫内膜切除术的患者，可行子宫切除手术；但是随着新型药物研发和子宫内膜术开展，近年来异常子宫出血很少再采用子宫切除术这个治疗方案。

（二）有排卵型异常子宫出血

虽然有排卵，但是黄体功能异常，需要采用个体化的治疗方案。

1. 黄体功能不足　主要表现为月经周期缩短，月经频发。通常采用促排卵治疗，如口服氯米芬方案刺激卵泡生长，排卵后给予孕激素，口服甲羟孕酮 8~10 mg，每天 1 次，共 10 天，或者肌内注射孕酮 20 mg，每天 1 次，共 10 天；

2. 子宫内膜不规则脱落　主要表现为月经期延长到 9~10 天，并且月经量大。于排卵后开始，孕酮 20 mg 肌内注射，每天 1 次，共 10 天，或甲羟孕酮 10 mg 口服，每天 1 次，共 10 天。

第二节　多囊卵巢综合征

一、定义

多囊卵巢综合征（polycystic ovarian syndrome，PCOS）是一种以雄激素过高、持续无排卵、卵巢多囊样改变为特征的妇科内分泌疾病，常伴有胰岛素抵抗和代谢综合征。

PCOS 表现为月经过少、无月经、AUB 和不孕。

二、诊断

首先，必须排除甲状腺疾病、高催乳素血症、库欣综合征和先天性肾上腺皮质增生，并且至少符合以下三条标准中的两条：稀发排卵或无排卵、雄激素过多（多毛，痤疮）的实验室或临床证据、超声证明卵巢多囊改变。

三、辅助检查

1. 基础体温测定 为无排卵型单相型体温。

2. 超声检查 卵巢呈多囊样。

3. 诊断性刮宫 月经前刮宫，内膜为不同程度增生改变。

4. 腹腔镜检查 卵巢增大、包膜完整、无排卵征象，病理检查可以确诊。

5. 内分泌测定

（1）睾酮增高。

（2）LH/FSH ≥ 2~3。

（3）雌二醇正常或轻度升高。

（4）高胰岛素血症：空腹血糖 / 空腹胰岛素＜ 3 时可以确诊。

6. 治疗

（1）改变生活方式，减轻体重。

（2）药物治疗：用二甲双胍等药物以提高胰岛素敏感性。

（3）调节月经周期：口服短效避孕药。

（4）治疗高雄激素血症：可应用糖皮质激素、环丙孕酮、螺内酯等药物治疗。

（5）诱发排卵：临床常用氯米芬。

（6）手术治疗：腹腔镜下卵巢打孔术。

第三节 闭 经

一、定义

1. 原发性闭经 年龄大于 14 岁，第二性征未发育；或者年龄大于 16 岁，第二性征已发育，月经仍未来潮。

2. 继发性闭经 正常月经周期建立后，月经停止 6 个月或者月经停止 3 个周期为闭经。

二、闭经的不同病因

1. 生殖道结构异常性闭经 生殖道发育异常使子宫内膜周期性剥脱形成的月经无法流出，包括处女膜闭锁、阴道闭锁、阴道斜隔、宫颈管粘连等。

2. 子宫性闭经　由于子宫的发育异常或者子宫内膜的损伤导致无月经，包括先天性无子宫、子宫内膜感染（子宫内膜结核）、子宫内膜粘连等。

3. 卵巢性闭经　由于卵巢功能异常导致雌孕激素水平下降而无月经，如先天性性腺发育不全、卵巢早衰、卵巢手术损伤等。

4. 中枢性闭经　下丘脑、垂体功能异常导致的闭经，如产后出血导致的垂体功能衰竭（希恩综合征）、神经性厌食等。

三、诊断

1. 病史　月经史、婚育史、检查治疗史、生殖器官手术史、家族史，闭经诱因如精神、营养、环境等。

2. 体格检查　全身发育状况，第二性征发育情况，一般体格检查和妇科检查。

3. 辅助检查

（1）有性生活女性应首先行人绒毛膜促性腺激素检查以排除妊娠。

（2）评估体内雌激素水平：孕激素试验；雌孕激素试验；垂体兴奋试验、激素水平测定：包括促性腺激素、促黄体素、泌乳素、促甲状腺激素、睾酮等激素水平测定。

（3）超声检查：了解盆腔子宫、卵巢形态有无异常。

（4）基础体温测定：了解有无排卵。

（5）宫腔镜检查：了解宫腔解剖及内膜病理。

（6）特殊情况的检查：染色体检查排查性分化异常者；头颅磁共振成像排查颅内占位；有明显男性化体征者，卵巢和肾上腺磁共振成像排查肿瘤占位。

4. 诊断流程　闭经诊断流程如图 14-2 所示。

四、不同类型的闭经处理方案

（一）原发性闭经

1. 有子宫者

（1）性腺发育异常确诊为 XX：雌孕激素替代治疗。

（2）性腺发育异常确诊为 XY：需要切除条索状性腺以避免性腺恶变；同时用雌孕激素替代治疗。

（3）促性腺激素分泌异常：雌孕激素替代治疗；有生育要求时促排卵。

2. 无子宫者

（1）染色体为 XX：卵巢内分泌激素水平正常者可以不用治疗；如果子宫与阴道都缺失，可以手术重建阴道。

（2）染色体为 XY，表型为女性：此类患者罕见，需要转诊内分泌专家经全面评估后处理。

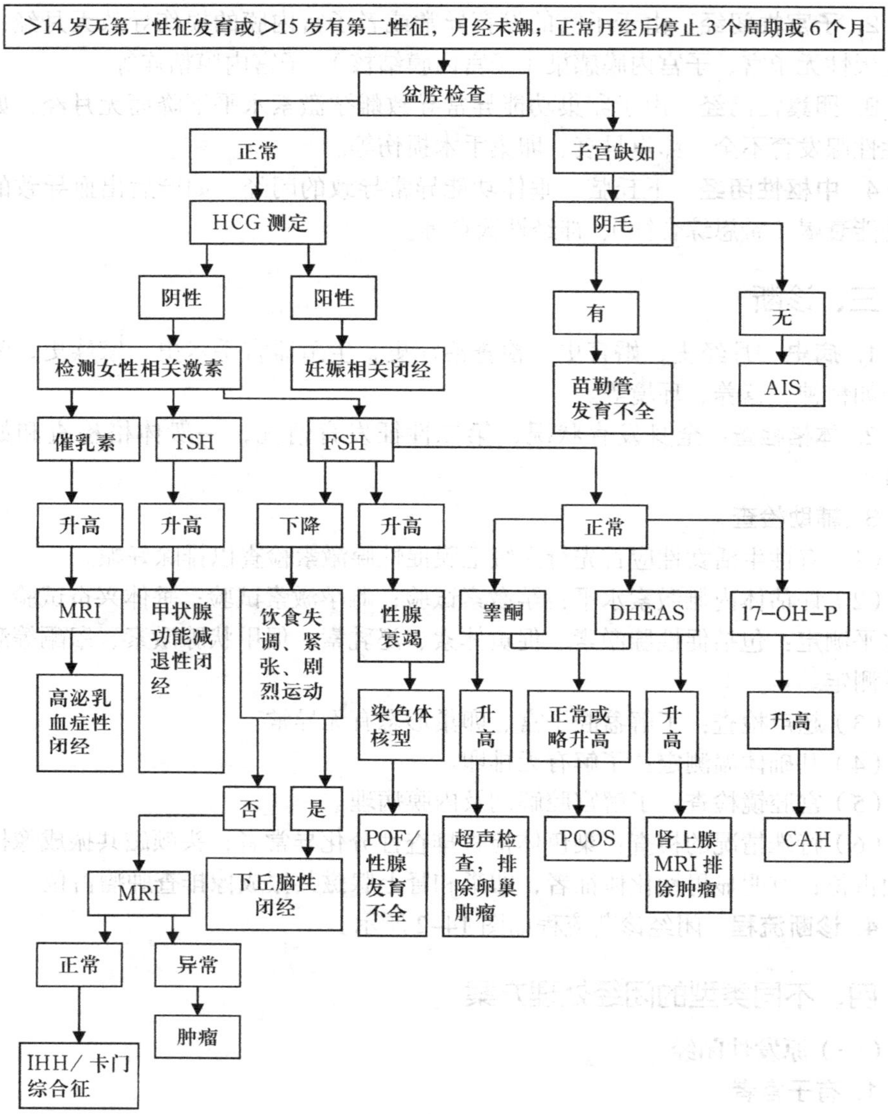

图 14-2　闭经诊断流程

TSH：促甲状腺激素；FSH：卵泡刺激素；AIS：雄激素不敏感综合征；MRI：磁共振成像；DHEAS：硫酸脱氢表雄酮；17-OH-P：17-羟孕酮；POF：卵巢早衰；PCOS：多囊卵巢综合征；CAH：先天性肾上腺皮质增生症；IHH：特发性促性腺激素功能低下型性腺功能减退症

（二）继发性闭经

1. **甲状腺疾病**　治疗甲状腺功能亢进或者减退。

2. **PCOS**　按照 PCOS 的治疗方法进行治疗。

3. **雌激素水平低下**　无激素替代禁忌证的可以激素替代治疗。

4. **无排卵**　促排卵治疗。

5. 高泌乳素血症 如果有垂体等颅内病变有手术指征的可以手术治疗；没有手术指征的可以口服多巴胺受体激动剂（如溴隐亭）治疗。

6. 生殖道梗阻 包括处女膜闭锁、阴道斜隔综合征、宫腔粘连等，需要手术治疗。

第四节　痛　经

一、定义

痛经指月经前后或者月经期出现下腹疼痛、坠胀，伴有腰酸或其他不适，症状严重者会影响生活质量。

二、病因和临床诊断

1. 痛经的病因 痛经分为原发性痛经和继发性痛经两种。原发性痛经是指无生殖系统结构异常的月经期下腹疼痛。继发性痛经是指继发于盆腔疾病的月经期下腹疼痛，如盆腔子宫内膜异位症、慢性盆腔炎症、盆腔淤血综合征等。

2. 临床诊断 根据患者主诉月经期下腹疼痛可以诊断。需要做相应的妇科检查了解有无盆腔继发性病变，腹腔镜检查可以了解盆腔病变情况以辅助诊断。

三、临床处理及防治

1. 一般治疗 采取心理治疗，足够休息，适当锻炼等支持治疗方法。

2. 药物治疗

（1）前列腺素合成酶抑制剂：可以明显缓解疼痛，包括布洛芬、双氯芬酸等。

（2）避孕药：适用于有避孕要求的育龄女性。

第五节　绝经综合征

一、内分泌变化

内分泌变化是生理变化的基础，绝经前后最明显变化是卵巢功能衰退，随后表现为下丘脑－垂体功能退化，激素变化如下。

1. 雌激素 卵巢功能衰退的最早征象是 FSH 水平升高，只有卵泡完全停止生长发育后，雌激素水平才迅速下降。

2. 孕酮 绝经过渡期卵巢尚有排卵功能，仍有孕酮分泌。但因卵泡期延长，黄体功能不良导致孕激素分泌减少。绝经后无孕酮分泌。

3. 雄激素 绝经后雄激素来源于卵巢间质细胞及肾上腺，总体雄激素水平下降。

4. 促性腺激素 绝经过渡期 FSH 水平升高，呈波动型，LH 仍在正常范围，FSH/LH 仍 < 1；绝经后雌激素水平降低，诱导下丘脑释放促性腺激素释放激素增加，刺激垂体释放 FSH 和 LH 增加显著，FSH/LH > 1。

二、临床表现

1. 月经紊乱 围绝经期月经紊乱以排卵障碍性常见，但是各种器质性疾病也不少见，比如子宫肌瘤、子宫内膜异位症、子宫内膜恶变等。临床表现为月经周期缩短、阴道出血淋漓不尽、经期紊乱等多种形式。

2. 血管舒缩症状 由于雌激素水平下降引起的主要血管舒缩症状为潮热。

3. 精神神经症状 以失眠、烦躁、易怒、抑郁等为主要表现。

4. 泌尿生殖症状 萎缩性阴道炎；盆底组织脱垂；泌尿系感染。

5. 皮肤改变 变薄并出现皱纹。

6. 骨骼系统 雌激素下降会导致骨吸收增加，最终导致骨量减少和骨质疏松。

7. 心血管系统 血脂代谢异常，冠心病风险增加。

三、防治措施

1. 一般治疗 心理疏导，帮助睡眠，锻炼身体，健康饮食，增加日晒时间。

2. 激素补充治疗 没有禁忌证的可以低剂量、短期使用激素替代治疗围绝经期症状。

3. 非激素治疗

（1）选择性 5- 羟色胺再摄取抑制剂：盐酸帕罗西丁，可以改善血管舒缩的潮热和精神神经症状。

（2）草药治疗：黑升麻可以缓解轻度潮热，推荐治疗时间不超过 6 个月。

（3）饮食补充：摄入足量蛋白质及含钙丰富的食物，预防骨质疏松。

4. 预防骨质疏松

（1）钙剂和维生素 D：适当补充。

（2）健康生活方式：承重练习；增加户外活动，避免不良嗜好。

课后复习题

一、选择题（单选题）

1. 以下月经情况属于异常子宫出血的是

A. 月经周期 21 天　　B. 月经周期 35 天

C. 月经周期经期 7 天　　D. 月经周期 3 天

E. 月经经血量大于 80 ml

2. 以下情况不属于多囊卵巢疾病的临床改变的是
   A. 稀发排卵或无排卵　　B. 查体发现多毛，痤疮
   C. 超声证明卵巢多囊改变　　D. LH/FSH ≥ 1~2
   E. 雄激素水平增高
3. 卵巢性闭经患者，体内促性腺激素水平
   A. 增加　　B. 减少
   C. 波动很大　　D. 持续下降
   E. 持续低值
4. 卵巢功能衰退的最早征象是
   A. FSH 水平下降　　B. LH 水平下降
   C. FSH 水平上升　　D. LH 水平上升
   E. 雌激素水平下降
5. 以下激素水平情况提示为垂体功能减退的是
   A. FSH > 40 U/L　　B. LH > 25 U/L
   C. PRL > 25 U/L　　D. FSH < 5 U/L，LH < 5 U/L
   E. LH 小于 25 U/L

二、简答题

1. 简述异常子宫出血的鉴别诊断。
2. 简述多囊卵巢综合征的定义。

三、病例讨论题

病例（一）

病史：患者，女，49 岁，月经失调 1 年，阴道不规则出血 22 天。患者月经初潮 14 岁，既往月经规律，周期 28 天，经期 5 天，月经量中等，无痛经。1 年前开始月经失调，周期 14~20 天不等，经期 10~14 天不等，无明显月经量增多，无痛经，无腹痛、腰酸及腹痛；无消瘦、发热，无牙龈出血、鼻出血、便血；未诊治。22 天前开始阴道出血，量时多时少，淋漓不尽，伴有头晕、心慌不适，无恶心、呕吐，无阴道组织物排出，无腹痛、发热。既往体健。G2P1A1，宫内节育器避孕 20 年。

妇科检查：外阴已产式，阴道畅，宫颈光滑，有中等量鲜血自子宫流出，子宫前位，正常大小，活动好，无压痛，双侧附件未及异常。

1. 下一步要做的辅助检查有哪些？
2. 下一步治疗措施是什么？

病例（二）

病史：患者，女，28 岁，已婚，有性生活史，无怀孕分娩史。平时月经不规律，周期 40~60 天，月经经期 7~10 天，无痛经。现停经 75 天，来医院就诊。

妇科检查：外阴已婚未产式，阴道畅，宫颈光滑，子宫前位，正常大小，活动好，无压痛，双侧附件未及异常。

1. 下一步要做的辅助检查是什么？

2. 该病例初步诊断及诊断依据是什么？

3. 下一步的治疗措施有哪些？

（北京丰台医院　许洪梅）

第十五章 发育异常及计划生育

【目的要求】

1. 掌握人工流产的适应证、禁忌证，人工流产并发症的预防和治疗。

2. 熟悉各种避孕措施的避孕机制，常用避孕方法的临床使用，避孕失败的补救措施。

3. 了解女性生殖器官发育异常的常见类型。

【实习内容】

1. 见习人工流产及取、放宫内节育器，掌握其适应证和禁忌证及并发症的防治。

2. 避孕药的避孕机制、种类、使用方法及其安全性。

3. 女性绝育的方法，输卵管结扎的适应证、禁忌证和并发症的防治。

4. 女性生殖器官发育异常的常见类型。

【实习方法】

1. 带教老师提前准备好患者或病例，在计划生育门诊实习，由带教老师示范收集资料的过程，观察带教老师诊查患者和计划生育手术操作。

2. 学生收集病史，检查一位患者，集体讨论，进行辨证分析，确定诊断及处理方法。

3. 最后带教老师总结。女性生殖器官发育异常可以采用小讲课的方式，或通过看视频或图片来补充该类疾病见习内容。

第一节 人工流产

一、人工流产的适应证和禁忌证

1. 适应证 妊娠10周内要求终止妊娠而无禁忌证，患有某种严重疾病不宜继续妊娠者。

2. 禁忌证

（1）生殖道炎症。

（2）各种疾病急性期。

（3）全身情况不良，不能耐受手术。

（4）术前2次体温在37.5 ℃以上。

二、人工流产的并发症及防治

1. 人工流产并发症的预防

（1）正确判别子宫大小及方向，动作轻柔，减少损伤。

（2）扩宫颈管时用力均匀，以防宫颈内口撕裂。避免吸管带负压通过宫颈，造成宫颈损伤。

（3）严格遵守无菌操作常规。

（4）目前静脉麻醉应用广泛，应由麻醉医师实施和监护，以防出现麻醉意外。

（5）当孕周≥10周的早期妊娠应采用钳刮术。该手术应先通过机械或药物方法使宫颈松软，然后用卵圆钳钳夹胎儿及胎盘。由于此时胎儿较大、骨骼形成，容易造成出血多、宫颈裂伤、子宫穿孔等并发症。

2. 人工流产术并发症及处理

（1）出血：妊娠月份较大时，因子宫较大，子宫收缩欠佳，出血量多。可在扩张宫颈后，宫颈注射缩宫素，并尽快取出绒毛组织。吸管过细、胶管过软或负压不足引起出血，应及时更换吸管和胶管，调整负压。

（2）子宫穿孔：是人工流产术的严重并发症。发生率与手术者操作技术及子宫本身情况（如哺乳期妊娠子宫、剖宫产后瘢痕子宫、再次妊娠等）有关。手术时突然感到无宫底，或手术器械进入深度超过原来所测得深度，提示子宫穿孔，应立即停止手术。穿孔小、无脏器损伤或内出血，手术已完成，可注射子宫收缩剂保守治疗，并给予抗生素预防感染，同时密切观察血压、脉搏等生命体征。若宫内组织未吸净，应由有经验医师避开穿孔部位，也可在B超引导下或宫腔镜下完成手术。破口大、有内出血或怀疑脏器损伤，应剖腹探查或腹腔镜检查，根据情况做相应处理。

（3）人工流产综合反应：指手术时疼痛或局部刺激，使受术者在术中或术毕出现恶心、呕吐、心动过缓、心律不齐、面色苍白、头昏、胸闷、大汗淋漓，严重者甚至出现血压下降、昏厥、抽搐等迷走神经兴奋症状。这与受术者的情绪、身体状况及手术操作有关。发现症状应立即停止手术，给予吸氧，一般能自行恢复。严重者可加用阿托品0.5~1 mg静脉注射。术前重视对患者进行精神安慰，术中动作轻柔，吸宫时掌握适当负压，减少不必要的反复吸刮，均能降低人工流产综合反应的发生率。

（4）漏吸或空吸：施行人工流产术未吸出胚胎及绒毛而导致继续妊娠或胚胎停止发育，称为漏吸。漏吸常由子宫畸形、位置异常或操作不熟练引起。一旦发现漏吸，应再次行负压吸引术。误诊宫内妊娠行人工流产术，称为空吸。术毕吸刮出物肉眼未见绒毛，要重复妊娠试验及B超检查，宫内未见妊娠囊，诊断为空吸，必须将吸刮的组织全部送病理检查，警惕宫外孕。

（5）吸宫不全：指人工流产术后仍有部分妊娠组织物残留，与操作者技术不熟练或子宫位置异常有关，是人工流产术常见的并发症。手术后阴道流血时间长，血量多或流血停止后再次大量流血，应考虑为吸宫不全，血或尿HCG检测和B超检查有助于诊断。无明显感染征象，应尽早行刮宫术，刮出物送病理检查。术后给予抗生素预防感染。若同时伴有感染，应控制感染后再行刮宫术。

（6）感染：可发生急性子宫内膜炎、盆腔炎等，术后应预防性应用抗生素，口服或静脉给药。

（7）羊水栓塞：少见，往往由于宫颈损伤、胎盘剥离使血窦开放，为羊水进入循环系统创造条件，即使并发羊水栓塞，其症状及严重性均不如晚期妊娠发病凶猛。

（8）远期并发症：有宫颈粘连、宫腔粘连、慢性盆腔炎、月经失调、继发性不孕等。

第二节　宫内节育器

一、放置宫内节育器（IUD）的适应证和禁忌证

1. 放置宫内节育器适应证　凡育龄妇女无禁忌证、要求放置IUD者。常见宫内节育器如图15-1所示。

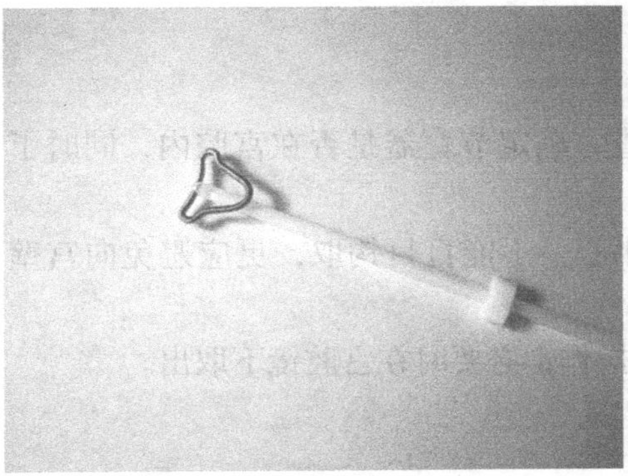

宫形环

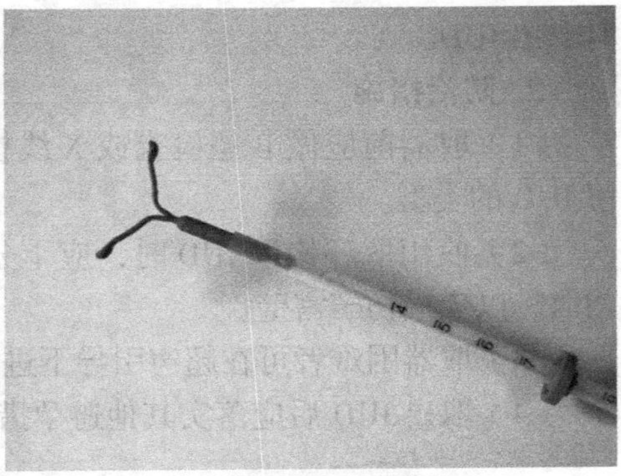

左炔诺孕酮宫内节育器

图15-1　宫内环类型

2. 放置宫内节育器的禁忌证

（1）妊娠或妊娠可疑。

（2）生殖道急性炎症。

（3）人工流产出血多，怀疑有妊娠组织物残留或感染可能；中期妊娠引产、

分娩或剖宫产胎盘娩出后，子宫收缩不良有出血或潜在感染可能。

（4）生殖器官肿瘤。

（5）生殖器官畸形如纵隔子宫、双子宫等。

（6）宫颈内口过松、重度陈旧性宫颈裂伤或子宫脱垂。

（7）严重全身性疾病。

（8）宫腔＜5.5 cm或＞9.0 cm（除外足月分娩后、大月份引产后或放置含铜无支架IUD）。

（9）近3个月内月经失调、阴道不规则流血。

（10）有铜过敏史。

二、放置宫内节育器的并发症及防治

1. 并发症

（1）节育器异位，原因有：①子宫穿孔，操作不当将IUD放到宫腔外；②节育器过大、过硬或子宫壁薄而软，子宫收缩造成节育器逐渐移位至宫腔外。确诊节育器异位后，应经腹或在腹腔镜下将节育器取出。

（2）节育器嵌顿或断裂：由于节育器放置时损伤子宫壁或带器时间过长，致部分器体嵌入子宫肌壁或发生断裂，应及时取出。若取出困难，应在B超下、X线下或在宫腔镜下取出。

（3）节育器下移或脱落，原因有：①操作不规范，IUD放置未达宫底部；② IUD与宫腔大小、形态不符：③月经过多；④宫颈内口过松及子宫过度敏感。常见于放置IUD后1年之内。

（4）带器妊娠：多见于IUD下移、脱落或异位。一经确诊，行人工流产同时取出IUD。

2. 防治措施

（1）取器前应做B超检查或X线检查，确定节育器是否在宫腔内，同时了解IUD的类型。

（2）使用取环钩取IUD时，应十分小心，不能盲目钩取，更应避免向宫壁钩取，以免损伤子宫壁。

（3）取器困难者可在超声引导下进行操作，必要时在宫腔镜下取出。

（4）取出IUD后应落实其他避孕措施。

三、取出宫内节育器的适应证及禁忌证

1. 取出宫内节育器适应证

（1）生理情况：①计划再生育或已无性生活不再需避孕者；②放置期限已满需更换者；③绝经过渡期停经1年内；④拟改用其他避孕措施或绝育者。

（2）病理情况：①有并发症及副作用，经治疗无效；②带器妊娠，包括宫内和宫外妊娠。

2. 取出宫内节育器禁忌证

（1）发生生殖道炎症时，先给予抗感染治疗，治愈后再取出。

（2）全身情况不良或在疾病的急性期，应待病情好转后再取出。

第三节　激素避孕药物

一、避孕药物的避孕机制

（1）抑制排卵：通过抑制下丘脑 - 垂体 - 卵巢轴而抑制排卵。

（2）改变宫颈黏液性状：以孕激素为主的避孕药使宫颈黏液黏稠度增加，不利于精子通过。

（3）改变子宫内膜的形态与功能：孕激素的增加使子宫内膜增殖受影响，不利于受精卵着床。

（4）改变输卵管蠕动：孕激素抑制输卵管肌肉的节律性收缩。

二、避孕药物的种类和使用方法

第一代复方口服避孕药的孕激素主要为炔诺酮；第二代复方口服避孕药的孕激素为左炔诺孕酮，活性比第一代强，具有较强的抑制排卵作用。第三代复方口服避孕药的孕激素结构更接近天然孕酮，有更强的孕激素受体亲和力，活性增强，避孕效果提高，同时几乎无雄激素作用，副作用下降。目前市场上供应的内含第三代孕激素短效口服避孕药物有复方去氧孕烯片、复方孕二烯酮片等。

服用方法为月经第 5 天开始每天 1 片，连续 22 天。

三、避孕药物的禁忌证

1. 严重心血管疾病、血栓性疾病不宜应用，如高血压、冠心病、静脉栓塞等。雌激素有促凝功能，增加心肌梗死及静脉栓塞发生率。

2. 急、慢性肝炎或肾炎。

3. 恶性肿瘤、癌前病变。

4. 内分泌疾病：如糖尿病、甲状腺功能亢进症。

5. 哺乳期不宜使用复方口服避孕药，因雌激素可抑制乳汁分泌。

6. 年龄＞ 35 岁的吸烟妇女服用避孕药，可增加心血管疾病发病率，不宜长期服用。

7. 精神病患者。

8. 有严重偏头痛，反复发作者。

四、避孕药物的不良反应及防治

服避孕药的早期，部分人会出现类早孕反应如头晕、头疼、乏力、嗜睡、食欲缺乏甚至恶心、呕吐等，还有胃肠道反应、月经失调、出血、出现妊娠斑、体重增加、乳房胀痛、白带增多等。消化系统症状可以通过饭后服用改善，短期坚持能够适应可以继续服用；必要时停药。

第四节 女性绝育

一、女性绝育的方法

经腹或者经阴道施行手术将输卵管切断、结扎、环套、钳夹、电凝、切除，或采用腐蚀药物、高分子聚合物堵塞输卵管宫腔，达到阻断精子和卵子相遇的各种方法，统称为绝育术。

二、输卵管绝育手术的适应证

有绝育要求而没有输卵管手术禁忌的患者。

三、输卵管绝育手术的禁忌证

盆腔系统炎症、全身疾病不适合输卵管绝育手术。

第五节 常见的女性生殖器官发育异常

女性生殖器官发育异常的常见类型见图 15–2。

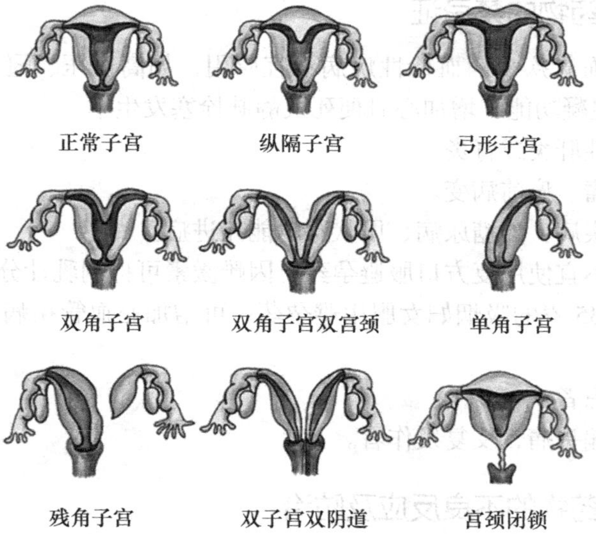

图 15–2 常见女性生殖系统发育畸形

1. 正常管道形成受阻所致的异常　包括处女膜闭锁、阴道横隔、阴道纵隔、阴道闭锁和宫颈闭锁等。

2. 副中肾管衍生物发育不全所致的异常　包括无子宫、无阴道、子宫发育不良、单角子宫、始基子宫、输卵管发育异常等。

3. 副中肾管衍生物融合障碍所导致的异常　包括双子宫、双角子宫、弓形子宫和纵隔子宫等。

课后练习题

一、选择题

1. 以下不属于人工流产禁忌证的是
   A. 生殖道炎症
   B. 各种疾病急性期
   C. 全身情况不良，不能耐受手术
   D. 术前两次体温在 37.5 ℃以上
   E. 生殖器畸形如双子宫
2. 下列放置宫内节育器时间错误的是
   A. 月经干净 3~7 天无性交
   B. 人工流产后立即放置
   C. 产褥期在产后 3 个月后放置
   D. 哺乳期放置应先排除早孕
3. 输卵管结扎最常选择的部位是
   A. 间质部　　B. 峡部
   C. 壶腹部　　D. 伞部
   E. 角部
4. 下列哪项不是口服避孕药的禁忌证
   A. 严重心血管疾病、血栓性疾病
   B. 急慢性肝炎及肾炎
   C. 年龄＞ 35 岁
   D. 哺乳期
   E. 严重偏头痛反复发作
5. 紧急避孕的适应证不包括
   A. 阴茎套破裂　　B. 体外排精
   C. 遭受性暴力　　D. 漏服短效口服避孕药
   E. 宫内节育器脱落

二、简答题

1. 短效口服避孕药的避孕机制是什么？
2. 人工流产的并发症有哪些？

三、病例分析题

病例（一）

患者，女，32 岁，因“早孕”行人工流产手术。手术过程中，患者突然晕厥，BP 70/50 mmHg，HR 43 次 / 分。

1. 该病例初步诊断是什么？
2. 下一步处理是什么？
3. 该病应如何预防？

病例（二）

患者，女，22 岁，未婚，自购验孕试纸为怀孕，医院超声检查为宫内早孕。自行外购流产药物口服，服药 6 小时出现阴道大量出血，在家晕厥。

1. 该病例初步诊断是什么？
2. 下一步处理是什么？
3. 该病应如何预防？

（北京丰台医院　许洪梅）

课后练习题参考答案

第一章 产前保健

一、选择题

1. C 2. D 3. A 4. E 5. D

二、简答题

1. 胎心率基线指任何 10 分钟内胎心率平均水平（除外胎心加速、减速和显著变异的部分），至少观察 2 分钟以上的图形，该图形可以是不连续的。①正常：胎心率基线 110~160 次 / 分；②胎儿心动过速：胎心率基线＞160 次 / 分；③胎儿心动过缓：胎心率基线＜110 次 / 分。

2. 妊娠妇女在孕期用药原则如下。

（1）用药必须有明确的指征；

（2）根据病情在医师指导下选用有效且对胎儿相对安全的药物；

（3）应选择单独用药，避免联合用药；

（4）应选用结论比较肯定的药物；

（5）严格掌握剂量和用药持续时间，注意及时停药；

（6）妊娠早期若病情允许，尽量推迟到妊娠中晚期再用药。

三、病例分析题

1. 采集病史应重点了解胎动情况及有无不适。

2. 需要检查的项目有血常规、尿常规、B 超检查、血压、体重、宫高、腹围及胎心情况。

第二章 正常分娩、正常产褥

第一节 正常分娩

一、选择题

1. E 2. A 3. D 4. C 5. B

二、简答题

1. 会阴过紧或胎儿过大，估计分娩时会阴撕裂难以避免者或母儿有病理情况急需结束分娩者。

2.（1）宫体变硬成球形，宫底升高达脐上。（2）剥离的胎盘降至子宫下段，阴道口外露的一段脐带自行延长。（3）阴道少量出血。（4）在耻骨联合上方轻压子宫下段时，外露的脐带不再回缩。

三、病例分析题

1. 诊断：宫内孕37周2天，孕2产2，头位临产。诊断依据：育龄女性，停经37周2天，定期产前检查。既往G1P1。头先露，胎心率、宫缩等正常。

2. 处理：入分娩室待产。

第二节　正常产褥

一、选择题

1. C　2. C　3. C　4. A　5. A

二、简答题

1. 从胎盘出至产妇全身各器官除乳腺外恢复至正常未孕状态所需的一段时期，称产褥期，通常为6周。

2. 恶露分为以下三类。

（1）血性恶露：因含大量血液得名，色鲜红，量多，有时有小血块。镜下见多量红细胞、坏死膜及少量胎膜。血性恶露持续3~4日，出血逐渐减少，浆液增加，转变为浆液恶露。

（2）浆液恶露：因含多量浆液得名，色淡红。镜下见较多坏死蜕膜组织、宫腔渗出液、宫颈黏液，少量红细胞及白细胞，且有细菌。浆液恶露持续10日左右，浆液逐渐减少，白细胞增多，变为白色恶露。

（3）白色恶露：因含大量白细胞，色泽较白得名，质黏稠。镜下见大量白细胞、坏死膜组织、表皮细胞及细菌等。白色恶露约持续3周干净。

三、病例分析题

该病例最可能的诊断是产后胀乳，正常产褥。一般不需要特殊处理，挤空、吸空乳汁预防乳腺炎即可。

第三章　异位妊娠、流产、早产

第一节　异位妊娠

一、选择题

1. C　2. B　3. B

二、简答题

在输卵管妊娠未破裂或流产前，患者常感一侧下腹胀痛，妇科检查时于一侧附件部位触及包块，触痛阳性。破裂或流产发生后，患者感一侧剧烈腹痛，扩散至整个下腹以至全腹，甚至出现胃区及肩胛痛，伴休克现象，妇科检查可见阴道穹后部饱满，甚至下垂、触痛，子宫颈举摆痛阳性，子宫稍大，一侧附件可触及边界不清、有触痛的包块；腹部有压痛、反跳痛，肌紧张可不明显，移动浊音阳性。

三、病例分析题

1. 诊断考虑：先兆流产、难免流产、稽留流产、异位妊娠。需要进一步完善：血 HCG、B 超、妇科检查。

2. 目前诊断：异位妊娠待排查。进一步检查：经阴道穹后部穿刺术，并应进行血常规、凝血功能检查。

3. 目前考虑异位妊娠，应进一步完善术前准备后手术治疗。

4. 可选择经腹腔镜手术和经腹手术，相对经腹手术，经腹腔镜手术为微创手术，对患者手术创伤相对较小，术后愈合好。手术方式分为：①腹腔镜下开窗取胚术。可保留患侧输卵管，但有持续性宫外孕的可能，需术后结合药物治疗，予 MTX 治疗。用药后需继续动态观察血 HCG 水平、复查 B 超，以判断治疗效果。②腹腔镜下输卵管切除术。术后血 HCG 下降快，不需要进一步药物治疗，但有可能影响卵巢血供。

第二节 流产

一、选择题

1. E　2. B

二、简答题

先兆流产时，阴道少量流血和（或）下腹痛，宫口未开，胎膜未破；难免流产时，阴道多量流血，阵发性腹痛加重，胎膜破裂，阴道流水，宫口已扩张，有时见胚胎组织或胎囊堵塞于宫口内。

三、病例分析题

1. 诊断：①早孕；②不全流产并感染；③休克早期。

2. 诊断依据：

（1）34 岁妇女，停经 9^+ 周。

（2）阴道少量出血 5 天，大量出血伴下腹胀痛 1 天，昨日起畏寒、发热。

（3）Bp：100/60 mmHg，P：102 次 / 分，T：38.2 ℃，面色苍白。

（4）子宫：孕 50 天大小，压痛明显。宫口可容 1 指，有组织堵塞，双侧附件（–）。

（5）化验：HB 88 g/L，WBC 18×10^9/L，N 0.85。

3. 处理措施：

（1）补液输血抗休克。

（2）抗生素静脉滴注。

（3）清理宫腔内容物，禁搔刮，禁刮宫。

（4）继续抗生素静脉滴注至体温正常后刮宫。

第三节 早产

一、选择题

1. A 2. B 3. B 4. B 5. D

二、简答题

1. 先兆早产治疗原则：若胎膜完整，在母胎情况允许时尽量保胎至34周。具体保胎措施包括：

（1）卧床休息。

（2）促胎肺成熟治疗：妊娠＜34周，1周内有可能分娩的孕妇，应使用糖皮质激素促胎儿肺成熟。

（3）抑制宫缩治疗：如β受体激动剂，硫酸镁，阿托西班，钙通道阻滞剂，前列腺素合成酶抑制剂等。

（4）控制感染：对未足月胎膜早破者，必须预防性使用抗生素。

2. 先兆早产患者出现下列情况时需终止早产治疗：

（1）宫缩进行性增强，经过治疗无法控制者。

（2）有宫内感染者。

（3）衡量母胎利弊，继续妊娠对母胎的危害大于胎肺成熟对胎儿的好处。

（4）孕周已达34周，如无母胎并发症，应停用抗早产药，顺其自然，不必干预，只需密切监测胎儿情况。

三、病例分析题

1. 诊断：①孕34周，孕4产0，头位。②早产临产。

诊断依据：①患者月经规律，孕周核对无误，孕期平顺；无合并症存在。②现孕34周，不足37周，出现规律宫缩持续30秒，间隔4~5分钟，强度（+），伴宫颈消失，宫口扩张。

2. 治疗：

（1）卧床休息。

（2）抑制宫缩。

（3）地塞米松促胎肺成熟治疗，预防新生儿呼吸窘迫综合征。

（4）如早产不可避免，停用抑制宫缩的药物，观察产程进展，加强监护，缩短产程。

（5）准备新生儿复苏。

第四章 妊娠特有疾病、妊娠合并内科疾病

一、选择题

1. D 2. D 3. E 4. A 5. D

二、简答题

1. 使用硫酸镁的必备条件：（1）膝腱反射存在；（2）呼吸≥16次/分；（3）尿量≥17 ml/h（即≥400 ml/d）；（4）备有10%葡萄糖酸钙。镁离子中毒时停用硫酸镁并缓慢（5~10分钟）静脉注射10%葡萄糖酸钙10 ml。

2. 糖尿病合并妊娠的诊断：符合以下2项中任意一项者，可确诊为糖尿病合并妊娠，即孕前糖尿病（pregestational diabetes mellitus，PGDM）。

（1）妊娠前已确诊为糖尿病的患者。

（2）妊娠前未进行过血糖检查的孕妇，尤其存在糖尿病高危因素者：①空腹血浆葡萄糖（FPG）≥7.0 mmol/L（126 mg/dl）；②糖化血红蛋白（HbA1c）≥6.5%；③伴有典型的高血糖症状或高血糖危象，同时随机血糖≥11.1 mmol/L（200 mg/dl）。

妊娠期糖尿病（GDM）的诊断：推荐医疗机构对所有尚未被诊断为PGDM或GDM的孕妇，在妊娠24~28周以及28周后首次就诊时行糖耐量试验（OGTT）。75 g OGTT的诊断标准：服糖前及服糖后1小时和2小时进行血糖检测，3项血糖值应分别低于5.1、10.0、8.5 mmol/L（92、180、153 mg/dl）。任何一项血糖值达到或超过上述标准即诊断为GDM。

三、病例分析题

病例（一）

1. 对该患者应考虑的诊断：①宫内孕37周，死胎。②重度子痫前期。③高龄初产。④胎盘早剥。

2. 治疗目的是预防重度子痫前期及子痫的发生，降低母儿病死率，改善妊娠结局。

治疗的基本原则如下。

（1）妊娠期高血压：休息、镇静、监测母胎情况，酌情降压治疗。

（2）子痫前期：预防抽搐，有指征地降压、利尿、镇静，密切监测母胎情况，预防和治疗严重并发症，适时终止妊娠。

（3）子痫：控制抽搐，病情稳定后终止妊娠，预防并发症。

（4）妊娠合并慢性高血压：以降压治疗为主，注意预防子痫前期的发生。

（5）慢性高血压并发子痫前期：兼顾慢性高血压和子痫前期的治疗。

病例（二）

1. 该患者初步考虑诊断：①孕2产0，孕32周。②妊娠期糖尿病。

对此孕妇，建议行B超检查、尿常规及糖化血红蛋白检查，必要时行心脏彩超检查，嘱其自数胎动。

2. 一般经过饮食治疗3~5天后，血糖控制仍不理想者，如餐前血糖＞5.3 mmol/l，餐后2小时血糖＞6.7 mmol/l，夜间血糖≥6.7 mmol/l，或控制饮食后出现饥饿性酮症，而增加热量摄入时，血糖又超过孕期标准者，应及时加用胰岛素治疗。所以此患者建议行胰岛素治疗。

第五章 妊娠晚期出血

一、选择题

1. B 2. C 3. B 4. C 5. C

二、简答题

1. 前置胎盘应与胎盘早剥、胎盘边缘血窦破裂、脐带帆状附着、前置血管破裂、宫颈病变等产前出血相鉴别。前置胎盘终止妊娠指征：①出血量大甚至休克，为挽救孕妇生命，无需考虑胎儿情况，应立即终止妊娠；②出现胎儿窘迫等产科指征时，胎儿已可存活，可行急诊手术；③临产后诊断的前置胎盘，出血量较多，估计短时间内不能分娩者，也应终止妊娠；④无临床症状的前置胎盘根据类型决定分娩时机。合并胎盘植入者可于妊娠 36 周及 36 周以上择期终止妊娠；完全性前置胎盘可于妊娠 37 周及 37 周以上择期终止妊娠；边缘性前置胎盘可于 38 周及 38 周以上择期终止妊娠；部分性前置胎盘应根据胎盘遮盖宫颈内口情况适时终止妊娠。

2. 胎盘早剥的临床表现：典型临床表现是阴道流血、腹痛，可伴有子宫张力增高和子宫压痛，尤以胎盘剥离处最明显。阴道流血特征为陈旧不凝血，但出血量往往与疼痛程度、胎盘剥离程度不一定符合，尤其是后壁胎盘的隐性剥离。早期表现通常以胎心率异常为首发变化，宫缩间歇期子宫呈高张状态，胎位触诊不清。严重时子宫呈板状，压痛明显，胎心率改变或消失，甚至出现恶心、出汗、面色苍白、脉搏细弱、血压下降等休克征象。

三、病例分析题

病例（一）

1. 诊断：宫内妊娠 37^+ 周、重度子痫前期、胎盘早剥、失血性休克、失血性贫血。诊断依据如下。

（1）停经 37^+ 周，血压升高 12 天，腹痛伴阴道流血 4 小时。12 天前检查发现血压高（150/100 mmHg），家中监测血压 130~140/90~95 mmHg。

（2）体格检查：急性重病容，面色苍白，神清合作，R 22 次 / 分，BP 80/50 mmHg，HR 120 次 / 分，律齐，双下肢、会阴部及腹壁凹陷性水肿。

（3）产科情况：腹壁膨隆，如孕月大小，子宫底位于剑突下 2 横指，张力高，板状，子宫左侧壁有明显压痛，胎心音、胎方位不清，肛门检查子宫颈管未消失，宫口可容指尖，先露高浮。

（4）实验室检查：Hb 80 g/L，尿蛋白（+++）。

2. 需进一步做的检查：凝血功能，肝、肾功能，DIC 全套，B 超等检查。

处理：输血、输液抗休克同时，行剖宫产终止妊娠。预防产后出血和急性肾衰竭、DIC。

病例（二）

1. 主要诊断：前置胎盘。

诊断依据：3 次流产史，孕晚期无痛性阴道出血无宫缩，子宫放松好；B 超提示胎盘下缘距宫颈内口 1.5 cm。

2. 鉴别诊断：应与胎盘早剥、先兆早产等相鉴别。

（1）胎盘早剥：常并发重度子痫前期或有外伤史，腹痛伴或不伴阴道出血，B 超提示胎盘与宫壁之间有低回声区。重度胎盘早剥常有板状腹和血红蛋白降低。

（2）先兆早产：规律性宫缩，阴道出血一般少于与月经量，胎心监护无异常。

3. 尚需做检查

（1）B 超了解胎盘位置。

（2）胎心监护：看胎儿有无缺氧情况。

4. 治疗原则：

（1）止血、抑制宫缩。

（2）促胎肺成熟。

（3）抗生素预防感染。

如再出血 200 ml 处理：开放静脉，补液，配血，做好输血准备。尽早进行剖宫产手术。

第六章　妊娠合并性传播疾病

一、选择题

1. B　2. C　3. E　4. B　5. B

二、简答题

1. 孕妇感染淋病奈瑟菌不少见，妊娠期任何阶段的淋病奈瑟菌感染，对妊娠预后均有影响。孕早期淋菌性宫颈管炎，可引起感染性流产与人工流产后感染。孕晚期使胎膜脆性增加，极易发生胎膜早破，胎膜早破使孕妇发生羊膜腔感染综合征。分娩时出现滞产。产后常发生产褥感染。

淋病对胎儿的影响是早产和宫内感染，而胎儿宫内感染容易引起胎儿窘迫、胎儿生长受限，甚至导致死胎、死产。

淋病对新生儿的影响有：①淋菌性结膜炎，多在生后 1~2 周内发病，双眼眼睑肿胀，结膜发红，睫毛粘在一起，睁眼时流出脓性分泌物，局部加压有脓液溢出。若未及时治疗，可致淋菌性眼眶蜂窝织炎，也可浸润角膜形成角膜溃疡、云翳，甚至发生角膜穿孔或发展为虹膜睫状体炎、全眼球炎，导致失明。②淋菌性肺炎，甚至出现淋菌败血症，使围生儿死亡率明显增加。

2. 人免疫缺陷病毒是艾滋病的病原体。艾滋病对妊娠的影响有：①可以引起胎儿宫内感染，导致早产、胎儿生长受限等。②感染发生在妊娠早期，可引起胎儿畸形。

三、病例分析题

病例（一）

1. 该患者的主要诊断是妊娠合并梅毒。

2. 梅毒螺旋体进入人体后产生非特异的抗心脂质抗体（反应素）和抗梅毒螺旋体特异抗体。梅毒血清学检查包括：①非梅毒螺旋体抗原血清试验，包括性病研究实验室试验（VDRL）、血清不加热反应素玻片试验（USR）、快速血浆反应素环状卡片试验（RPR）和梅毒螺旋体抗原血清试验测定血清特异抗体[包括荧光梅毒螺旋体抗体吸收试验（FTA-ABS）]。②梅毒螺旋体血凝试验（TPHA）。近年开展用PCR技术取羊水检测螺旋体诊断先天梅毒。

3. 梅毒的治疗方法如下。

（1）孕妇早期梅毒包括一、二期及早期潜伏梅毒，治疗方法有：①青霉素疗法，选用苄星青霉素240万U，臀部肌内注射，每周1次，连续3次；或普鲁卡因青霉素80万U，肌内注射，每日1次，连续20日，必要时间歇2周后重复1疗程。②青霉素过敏者，可选用红霉素0.5 g，每6小时1次，口服，连续30日。

（2）先天梅毒儿脑脊液VDRL阳性者：普鲁卡因青霉素15万U/（kg · d），肌内注射，连续10~15日。脑脊液正常者：苄星青霉素5万U/（kg · d），肌内注射1次。若青霉素过敏，改用红霉素7.5~12.5 mg/（kg · d），分4次口服，连续30日。

病例（二）

1. 主要诊断是妊娠合并尖锐湿疣。

2. 尖锐湿疣的病原体为人乳头状瘤病毒，以6亚型及11亚型最常见。病灶呈多发性状上皮乳头状增生，质硬，突出于表皮，表面粗糙，有肉质蒂柄，多聚生成群，也可融合形成丛状、乳头状生长，或呈鸡冠状、菜花状或桑葚状。孕期生殖道尖锐湿疣的特点是数目多、病灶大、多区域、多形态。

尖锐湿疣在光镜下见表皮细胞排列整齐，鳞状上皮呈乳头状增生，棘层细胞增生，可见挖空细胞（细胞体积变大，胞质变淡，核大呈嗜碱性）。

3. 孕妇患尖锐湿疣有垂直传播危险，但胎儿宫内感染极罕见，个别胎儿出现畸胎或死胎，多数是胎儿通过软产道时感染。在幼儿期有发生喉乳头瘤的危险。

4. 尖锐湿疣病灶小且少，仅在外阴部，其治疗可用1%酞丁安乳膏涂擦，每日3~5次，4~6周可望治愈。用苯甲酸酊涂擦，每周1次，5~6次可望脱痂痊愈。用50%三氯醋酸、5%氟尿嘧啶软膏局部涂擦均可治愈。若病灶大、有蒂，可行激光、电灼、冷冻治疗。必要时手术切除。

第七章　异常分娩、异常产褥

第一节　异常分娩

一、选择题

1. E　2. D　3. B　4. A　5. D

二、简答题

1. 第一产程出现协调性子宫收缩乏力时，可采取如下措施。

（1）改善全身状况：①保证休息，给镇静剂。②饮食：高热量、易消化饮食。③保持膀胱和直肠的空虚状态。

（2）促进宫缩：①针刺穴位。②刺激乳头可加强收缩。③人工破膜。④静滴缩宫素。

（3）剖宫产术前准备：如经上述处理产程仍无进展，甚至出现胎儿宫内窘迫乃至产妇体力衰竭等情况时，应立即做好剖宫产术前准备。

2. 先用 0.9% 生理盐水 500ml 静脉滴注，调节为 8~10 滴 / 分，然后加入缩宫素 2.5 U，摇匀，从 1~2 mU/min 开始，每隔 15~30 分钟观察 1 次子宫收缩、胎心、血压及脉搏，并予记录。如子宫收缩不强，可逐渐加快滴速，每次增加 1~2 mU/min，最大给药剂量通常超过 20 mU/min，维持宫缩时宫腔内压力达 50~60 mmHg，持续 40~60 秒，间隔 2~3 分钟。在用缩宫素静脉滴注时，必须专人监护，随时调节剂量、浓度和滴速，以免因子宫收缩过强（持续超过 1 分钟，间歇少于 2 分钟）而发生子宫破裂或胎儿窘迫等严重并发症。

三、病例分析题

病例（一）

1. 产妇产程进展欠佳，子宫体不硬，宫缩持续时间较短、间隔时间较长，故考虑协调性宫缩乏力。

2. 对于协调性宫缩乏力，当宫口扩张 ≥ 3 cm、无头盆不称、胎头已衔接者可行人工破膜加速产程进展。人工破膜后观察羊水量、性状、胎心变化。观察半小时，若宫缩仍未改善，可应用小剂量缩宫素静脉滴注加强宫缩。

病例（二）

1. 诊断：孕 1 产 0，妊娠 38 周，潜伏期延长，协调性宫缩乏力。

2. 处理：协调性宫缩乏力，可缩宫素静脉滴注以加强宫缩。

CST 出现频繁晚期减速，诊断胎儿宫内窘迫，宫口未开全，短时间无法经阴道分娩，应立即剖宫产终止妊娠。

第二节 异常产褥

一、选择题

1. C 2. E 3. C 4. A 5. C

二、简答题

1. 产褥病率是指分娩24小时以后的10日内，每日测量体温4次，间隔时间4小时，有2次体温达到或超过38 ℃。产褥病率常由产褥感染引起，但也可由生殖道以外感染如急性乳腺炎、上呼吸道感染、泌尿系统感染、血栓静脉炎等原因所致。

2. 产褥感染临床表现分类：急性外阴阴道宫颈炎、子宫感染、急性盆腔结缔组织炎和急性输卵管炎、急性盆腔腹膜炎及弥漫性腹膜炎、血栓性静脉炎、脓毒血症。

三、病例分析题

最可能的诊断：产褥感染。

处理：监测体温、血常规，补充足够营养，应用抗生素预防感染，复查超声了解宫腔内有无残留，检查会阴伤口有无感染，行分泌物培养，寻找致病菌。同时排除引起产褥感染的其他疾病。

第八章 分娩期并发症

第一节 产后出血

一、选择题

1. A 2. D 3. E 4. D 5. D

二、简答题

1. 子宫收缩乏力、胎盘因素、软产道裂伤及凝血功能障碍是产后出血的主要原因。

2. 胎盘滞留的常见原因有：①膀胱充盈。使已剥离胎盘滞留宫腔。②胎盘嵌顿。子宫收缩药物应用不当，宫颈内口附近子宫肌出现环形收缩，使已剥离的胎盘嵌顿于宫腔。③胎盘剥离不全。第三产程过早牵拉脐带或按压子宫，影响胎盘正常剥离，胎盘已剥离部位血窦开放而出血。

三、病例分析题

1. 该病例诊断及诊断依据如下。

①宫内孕41周，孕1产1，头位已产：育龄女性，定期产前检查，孕周核对无误，缩宫素引产，产程进展顺利。②产后出血：产后半小时发现子宫收缩乏力，2小时内累计出血600 ml。

2. 还需要做血常规及凝血检查。

3. 处理原则：针对出血原因，迅速止血；补充血容量，纠正失血性休克；防止感染。

出血的主要原因是宫缩乏力。缩宫素引产，胎儿偏大均为宫缩乏力的原因。应积极加强宫缩，包括按摩子宫、使用缩宫素。

第二节 子宫破裂

一、选择题

1. B 2. E 3. D 4. B 5. D

二、简答题

1. 子宫破裂的原因：①子宫手术史（瘢痕子宫）。②先露部下降梗阻。③子宫收缩药物使用不当。④产科手术损伤。⑤其他（子宫发育异常或多次宫腔操作史）。

2. 子宫破裂应与胎盘早剥、难产并发宫内感染、妊娠临产合并急性胰腺炎相鉴别诊断。

三、病例分析题

1. 诊断：宫内孕 37 周、孕 2 产 1、头位。
2. 新的诊断：子宫破裂、失血性休克。
3. 处理原则：抗休克、急诊手术，必要时切除子宫。

第三节 羊水栓塞

一、选择题

1. B 2. D 3. C 4. A 5. C

二、简答题

1. 羊水栓塞三联征：骤然出现的低氧血症、低血压和凝血功能障碍。

2. 羊水栓塞的产科处理：发生在分娩前时，应考虑立即终止妊娠。心脏骤停者应实施心肺复苏，复苏后无自主心搏可考虑紧急性剖宫产术。出血凝血功能障碍时，应果断快速行子宫切除术。

三、病例分析题

1. 宫内孕 39 周 2 天，孕 1 产 0，头位待产：孕期平顺，定期产前检查。

胎膜早破：阴道自然流液 1.5 小时。查体：羊水清，宫口未开。

羊水栓塞：产程中突发咳嗽、憋气，很快出现呼吸循环衰竭。

胎儿窘迫、胎死宫内：孕妇自身急性缺氧，及突发胎盘早剥，均可导致胎儿宫内窘迫，胎死宫内。查体：胎心未闻及。

胎盘早剥：孕妇突发缺氧，呼吸循环衰竭，可导致胎盘急性剥离。查体：子宫不迟缓，支持诊断。

2. 应与子痫、癫痫等疾病相鉴别。

3. 立即按照抢救流程实施，分秒必争，多学科密切协作提高抢救成功率。立即气管插管，正压给氧，胸外按压，解除肺动脉高压，应用磷酸二酯酶 –5 抑制剂、氢化可的松等药物治疗。全面监测：包括血压、呼吸、心率、血氧饱和度、心电图、中心静脉压、心排血量、动脉血气和凝血功能等。

第四节　胎儿窘迫

一、选择题

1. E　2. E　3. D　4. B　5. E

二、简答题

1. 前置胎盘、胎盘早剥；缩宫素使用不当；脐带异常；母体严重血循环障碍。

2. 胎心率异常，早期胎心率增快，大于 160 次 / 分，缺氧严重时，胎儿失代偿，胎心率小于 110 次 / 分；胎儿电子监护 CST 可出现晚期减速、严重的变异减速；羊水胎粪污染；胎动异常；酸中毒，胎儿头皮血 pH 7.2，$PO_2 < 10$ mmHg 及 $PCO_2 > 60$ mmHg

三、病例分析题

1. 诊断：孕 2 产 0，孕 41 周 LOA 临产、胎儿宫内窘迫（羊水型）。

2. 诊断依据：

（1）患者月经规律，孕周核对无误，孕期平顺。无合并症存在。既往体健，人工流产 1 次。

（2）现孕 41 周，规律宫缩 5 小时，见红，宫口开大 1 cm，已临产。胎心监护轻度可变减速尚不能诊断胎儿宫内窘迫，人工破水，羊水Ⅱ度污染，故诊为胎儿宫内窘迫（羊水型）。

3. 鉴别诊断要点：孕足月后出现见红，宫缩可能不甚规律，并且宫口没有开大及胎先露的下降。

4. 治疗及预后：

（1）考虑为分娩期出现的急性胎儿宫内窘迫，应采取果断措施，紧急处理。吸氧，左侧卧位。

（2）临产 5 小时，宫口开大 1 cm，羊水Ⅱ度污染，短期内不能分娩，以剖宫产尽快终止妊娠为宜。急诊做术前准备，行剖宫产术。

第九章　妇科病史及检查、外阴及阴道炎症、盆腔炎症

一、选择题

1. D　2. C　3. B　4. D　5. D

二、简答题

1. 细菌性阴道炎的诊断要点：①阴道分泌物为均质稀薄的白带。②阴道：pH > 4.5（正常阴道 pH ≤ 4.5），是厌氧菌产氨所致。③氨臭味试验阳性。④线

索细胞阳性。以上 4 项中有 3 项即可诊断。

2. 阴道微生态是由阴道微生物群、宿主的内分泌系统、阴道解剖结构及阴道局部免疫系统共同组成的生态系统。

三、病例分析题

1. 诊断为外阴阴道假丝酵母菌病（VVC）。

2. 诱发因素有：长期应用广谱抗生素、妊娠、糖尿病、大量应用免疫抑制剂、长期接受大量雌激素治疗。

3. 单纯性 VVC 可局部用药，也可全身用药，主要以局部应用抗真菌药物为主。

（1）咪康唑栓剂，1 粒（200 mg），连用 7 天；或 1 粒（400 mg），连用 3 天。克霉唑栓剂，1 粒（150 mg），连用 7 天；或 1 粒（500 mg），单次用药。制霉菌素栓剂，1 粒（10 万 U），连用 10~14 天。

（2）对于不能耐受局部用药者、未婚女性等可选用口服药物，氟康唑 150 mg，顿服。

第十章　子宫颈肿瘤

一、选择题

1. C　2. C　3. B　4. C　5. B

二、简答题

1. 宫颈癌转移途径主要为直接蔓延和淋巴转移，血行转移极少见。

（1）直接蔓延：最常见，癌组织向邻近器官及组织扩散。常向下累及阴道壁，极少向上累及宫腔。

向两侧扩散可累及主韧带及子宫颈旁、阴道旁组织直至骨盆壁；癌灶压迫或侵及输尿管时，可引起输尿管阻塞及肾积水。晚期可向前、后蔓延侵及膀胱或直肠。

（2）淋巴转移：癌灶侵入淋巴管，形成瘤栓，随淋巴液引流进入局部淋巴结。淋巴转移一级组包括子宫旁、闭孔、髂内、髂外、髂总、骶前淋巴结。二级组包括腹股沟深浅淋巴结、腹主动脉旁淋巴结。

（3）血行转移：极少见，晚期可转移至肺、肝或骨骼等。

2. 妊娠期出现阴道流血时，在排除产科因素引起的出血后，应做详细的妇科检查，对子宫颈可疑病变做子宫颈细胞学检查、HPV 检测、阴道镜检查，必要时行子宫颈活检明确诊断。因子宫颈锥切可能引起出血、流产和早产，只有在细胞学和组织学提示可能是浸润癌时，才做子宫颈锥切。治疗方案的选择取决于患者期别、孕周和本人及家属对维持妊娠的意愿，采用个体化治疗。

对于不要求维持妊娠者，其治疗原则和非妊娠期子宫颈癌基本相同。

对于要求维持妊娠者，妊娠 20 周之前经锥切确诊的ⅠA1 期可以延迟治疗，一般不影响孕妇的预后，其中锥切切缘阴性可延迟到产后治疗。

妊娠 20 周之前诊断的ⅠA2 期及其以上患者应终止妊娠并立即接受治疗。

妊娠 28 周后诊断的各期子宫颈癌可以延迟至胎儿成熟再行治疗。对于妊娠 20~28 周诊断的患者，可以根据患者及家属的 意愿采用延迟治疗或终止妊娠立即接受治疗，延迟治疗至少不明显影响ⅠA2 期及ⅠB1 期子宫颈癌 的预后。

ⅠB2 期及以上期别决定延迟治疗者，建议采用新辅助化疗来延缓疾病进展。在延迟治疗期 间，应密切观察病情，如肿瘤进展，应及时终止妊娠。除ⅠA1 期外，延迟治疗应在妊娠 34 周前终止妊娠。分娩方式一般采用子宫体部剖宫产。

三、病例分析题

1. 可能的诊断：宫颈癌、宫颈炎、宫颈结核、子宫内膜癌。需要进一步完善的辅助检查：子宫颈细胞学检查（TCT）、宫颈 HPV DNA 检测、阴道镜检查 + 子宫颈活组织检查、盆腔超声、盆腹腔 MRI、肿瘤标志物（鳞状上皮细胞癌抗原）、静脉肾盂造影。

2. 对诊断价值较大的实验室检查主要有子宫颈细胞学检查（TCT）、宫颈 HPV DNA 检测、阴道镜检查 + 子宫颈活组织检查。

3. 临床分期为宫颈鳞状细胞癌ⅠB1 期

第十一章　子宫肿瘤

一、选择题

1. C　2. A　3. D　4. A　5. B

二、简答题

1. 肌瘤失去其原有典型结构称肌瘤变性，常见的变性有玻璃样变（最多见）、囊性变、红色样变（常见于妊娠期或产褥期）、肉瘤样变（肌瘤在短期内迅速长大）和钙化（常见于蒂部细小血供不足的浆膜下肌瘤及绝经后妇女的肌瘤）。

2. 子宫肌瘤根据生长部位分为宫体肌瘤和宫颈肌瘤，根据肌瘤与子宫肌壁的关系，分为肌壁间肌瘤（肌瘤均被肌层包围）、浆膜下肌瘤（肌瘤向子宫浆膜面生长）和黏膜下肌瘤（肌瘤向子宫黏膜面生长）三种类型。

三、病例分析题

病例（一）

1. 主要诊断：黏膜下子宫肌瘤。

2. 子宫肌瘤诊断依据有以下几方面。①病史：月经过多或不规则出血等。②妇科检查：表现为子宫增大，呈球形或不规则，或与子宫相连的肿块，有蒂黏膜下肌瘤可从子宫口脱出至阴道。③辅助检查：子宫肌瘤的影像学诊断方法主要包括超声及 MRI 检查，超声检查是诊断子宫肌瘤的常用方法。

3. 处理原则：宫腔镜下手术治疗。

病例（二）

1. 诊断：多发性子宫肌瘤、慢性宫颈炎、贫血。

2. 多发性子宫肌瘤应与妊娠子宫、卵巢肿瘤、子宫腺肌病及腺肌瘤相鉴别。

3. 进一步检查：B 超、诊断性刮宫、血或尿 HCG、妇科肿瘤相关抗原检查。

4. 治疗计划：检查肝、肾、心功能等，术前化验、治疗贫血，择期行全子宫切除术。

第十二章　卵巢肿瘤

一、选择题

1. D　2. C　3. A　4. A　5. B

二、简答题

1. 卵巢肿瘤的并发症有蒂扭转（最多见）、破裂、感染和恶变。

2. 卵巢肿瘤组织学类型为上皮性肿瘤、生殖细胞肿瘤、性索－间质肿瘤及转移性肿瘤。

三、病例分析题

病例（一）

1. 诊断：卵巢肿瘤蒂扭转。

2. 处理：急诊开腹或腹腔镜探查。

病例（二）

1. 诊断：卵巢癌、子宫肌瘤。

2. 辅助检查：影像学检查（磁共振成像）、肿瘤标志物、腹腔镜检查、细胞学检查。

3. 治疗：肿瘤细胞减灭术。

第十三章　妊娠滋养细胞疾病、子宫内膜异位症和子宫腺肌症

一、选择题

1. B　2. D　3. E　4. C　5. B

二、简答题

1. 有生长功能的子宫内膜组织（腺体和间质）出现在宫体以外部位时称为子宫内膜异位症。子宫内膜腺体及间质侵入子宫肌层时称为子宫腺肌病。

2. 妊娠滋养细胞肿瘤主要经血行播散，转移发生早而且广泛。最常见的转移部位是肺，其次是阴道、盆腔、肝和脑等。

三、病例分析题

病例（一）

1. 诊断：绒癌、慢性宫颈炎、贫血。

2. 诊断依据有以下方面。病史：停经 4 个月，不规则阴道流血 1 月余，咳嗽

半个月。阴道有组织物流出。孕2产0，人工流产2次。查体：贫血貌、宫颈中度糜烂、子宫如孕10周大，软，活动好，有轻压痛，双附件未及异常。辅助检查：血Hb 75 g/L、血HCG 112 687.00 mIU/ml。妇科B超示：子宫前位，厚径5.1 cm，宫腔内见2.6 cm×2.0 cm不规则稍强回声团块，内伴暗区，边界不清，血流丰富。

3. 绒癌应与不全流产、侵袭性葡萄胎、葡萄胎、胎盘部位滋养叶细胞肿瘤相鉴别。

4. 进一步检查有胸部X线或肺部CT检查、诊断性刮宫、血HCG检测，酌情做肝、脑CT检查。

5. 治疗计划：检查肝、肾、心脏功能，治疗贫血，抗感染治疗，化疗。

病例（二）

1. 诊断：子宫内膜异位症。

2. 该病应与卵巢恶性肿瘤、盆腔炎性包块、子宫腺肌病等疾病相鉴别。

3. 治疗方法：手术+药物治疗。患者年轻和有生育要求采用保留生育功能手术。

第十四章　月经失调

一、选择题

1. E；2. D；3. A；4. C；5. D

二、简答题

1. 异常子宫出血的鉴别诊断如下。

（1）全身性疾病：如血液病、肝功能损害、甲状腺功能亢进或者减退等。

（2）异常妊娠或妊娠并发症：如流产、异位妊娠、葡萄胎、子宫复旧不良、胎盘残留等。

（3）生殖器感染：如急性或者慢性子宫内膜炎、子宫肌炎。

（4）生殖器肿瘤：如子宫内膜癌、子宫颈癌、子宫肌瘤、卵巢肿瘤、滋养细胞肿瘤等。

（5）生殖道损伤：如阴道裂伤、阴道异物等。

（6）性激素类药物使用不当、宫内节育器或异物引起的异常子宫出血等。

2. 多囊卵巢综合征是临床上以雄激素过高的临床或生化表现、持续无排卵、卵巢多囊样改变为特征，常伴有胰岛素抵抗和肥胖。

三、病例分析题

病例（一）

1. 下一步辅助检查：①血或者尿妊娠试验，排除妊娠相关疾病；②血常规、凝血功能、甲状腺功能、肝肾功能检查，排除全身性疾病；③妇科超声检查，排除生殖器肿瘤，了解宫内节育器位置；④宫颈细胞学检查，排除宫颈病变。

2. 下一步诊疗措施：宫腔镜检查了解子宫内膜，诊断性刮宫了解子宫内膜病理情况，同时取出宫内节育器。

病例（二）

1. 下一步要做的辅助检查：①首先检查尿或血妊娠试验，排除妊娠相关疾病；②基础体温测定；③超声检查卵巢是否多囊样；④内分泌性激素水平测定：肥胖患者还应检测空腹血糖、空腹胰岛素、口服葡萄糖耐量试验、葡萄糖负荷后血清胰岛素。⑤必要时做腹腔镜检查卵巢形态及活检，诊断性刮宫。

2. 初步诊断：多囊卵巢综合征。

诊断依据：稀发排卵，月经周期大于 35 天。

结合辅助检查，如果有以下 2 项中的 1 项即可确诊：①雄激素增多表现；②卵巢多囊样改变。

3. 下一步应采取以下治疗措施。①调节生活方式：控制饮食，增加运动，降低体重，缩小腰围；②调节月经周期：口服短效避孕药、孕激素后半周期疗法；③降低雄激素水平：糖皮质类固醇、环丙孕酮、螺内酯；④改善胰岛素抵抗：二甲双胍口服；⑤诱发排卵：氯米芬，来曲唑；⑥手术治疗：腹腔镜下卵巢打孔术。

第十五章　发育异常及计划生育

一、选择题

1. E；2. C；3. A；4. C；5. B

二、简答题

1. 短效口服避孕药避孕机制：①抑制排卵；②改变子宫黏液性状；③改变子宫内膜形态与功能：④改变输卵管功能：

2. 人工流产的并发症：①出血；②子宫穿孔；③人工流产综合反应；④漏吸或空吸；⑤吸宫不全；⑥感染；⑦羊水栓塞；⑧远期并发症：宫颈粘连、宫腔粘连、慢性盆腔炎、月经失调、继发不孕。

三、病例分析题

病例（一）

1. 初步诊断：人工流产综合反应。

2. 下一步处理：发现症状立即停止手术，给予吸氧，严重者给予阿托品 0.5~1 mg 静脉注射；

3. 预防：术前重视精神安慰，术中动作轻柔，吸宫时掌握适当负压，减少不必要的反复吸刮。

病例（二）

1. 初步诊断：不全流产。

2. 下一步处理：紧急送入医院，需要急诊刮宫而终止妊娠。

3. 预防：

（1）药物流产必须在有正规抢救条件的医院机构进行；

（2）必须在有医护人员监护下使用，严密观察出血及副作用；

（3）注意鉴别异位妊娠、葡萄胎等疾病，防止漏诊或者误诊；

（4）出血增多及时刮宫处理；

（5）药物流产后需要落实有效的避孕措施。

主要参考文献

1. 谢幸，孔北华，段涛 . 妇产科学 . 9 版 . 北京：人民卫生出版社，2018.

2. 谢幸，苟文丽 . 妇产科学 . 8 版 . 北京：人民卫生出版社，2016.

3. 郎景和 . 北京协和医院医疗诊疗常规：妇科诊疗常规 . 北京：人民卫生出版社，2012.

4. 曹泽毅 . 中华妇产科学：临床版 . 北京：人民卫生出版社，2010.

5. 郑勤田，刘慧姝 . 妇产科手册 . 北京：人民卫生出版社，2015.

6. 沈铿，马丁 . 妇产科学实习指导 . 北京：人民卫生出版社，2017.

7. 袁超燕，陈双郧，易村犍 . 妇产科实习手册 . 武汉：湖北科学技术出版社，2010.

8. 马丁，沈铿，崔恒 . 常见妇科恶性肿瘤诊治指南 . 5 版 . 北京：人民卫生出版社，2016.

9. 中华医学会妇产科分会感染性疾病协作组 . 盆腔炎症性疾病诊治规范（2019 修订版）. 中华妇产科杂志，2019，54（7）：433–437.

10. 子宫肌瘤的诊治中国专家共识专家组 . 子宫肌瘤的诊治中国专家共识 . 中华妇产科杂志，2017，52（12）：793–800.

11. 周琦，吴小华，刘继红，等 . 子宫内膜癌诊断与治疗指南（第四版）. 中国实用妇科与产科杂志，2018，34（08）：880–886.

12. 周琦，吴小华，刘继红，等 . 卵巢恶性肿瘤诊断与治疗指南（第四版）. 中国实用妇科与产科杂志，2018，34：739–749.

13. 中华医学会妇产科学分会子宫内膜异位症协作组 . 子宫内膜异位症的诊治指南 . 中华妇产科杂志，2015，50（3）：161–169.

致 谢

一年之计在于树谷，十年之计在于树木，百年之计在于树人。这部书从主题策划，到目录形成，至书稿付梓，凝聚着很多人的汗水与心血，在此编写组向大家表示衷心感谢！

从申报开始，北京电力医院科教处给予高度重视，主管科教的院领导钱勇，部门负责人宋桂芹、嫣红春等精心策划并大力支持。首都医科大学燕京医学院麾下的北京市石景山医院、北京市密云区医院、北京丰台医院、北京潞河医院等妇产科主任，积极申请加入编者行列，推选北京电力医院为主编单位，我们深感责任重大、使命光荣，下定决心必须全力以赴。大家在完成日常诊疗和带教、科研及著书立说之余，抽出最好的时间和精力编、写、审、校、核，使此书最终成稿面世，其过程始终令人感动，为之动容，深感欣慰。

突如其来的疫情，给了我们一次大考的经历。在防控工作常态化前提下，继续做好医、教、研、防工作，是我们共同面临的新课题，这是一场大考，让我们砥砺前行。在众人期盼下此书即将开机印刷之际，把这份迟来的感谢送给首都医科大学燕京医学院的副院长赵艳芝，首都医科大学燕京医学院临床医学系副主任金洁，首都医科大学燕京医学院教学办主任张巨，感谢大家对我和各位专家的高度信任及充分肯定，促使这部书虽历经考验却最终成功面世。集体智慧百花齐放，学验俱丰又是一春，五家医院共同的心血融汇在书里，深情致谢参与编撰此书的同仁们，致谢本书的主审刘卫滨先生，以及本书的责任编辑毛淑静女士。期待我们凝心聚力，再谱新篇。

陈升平

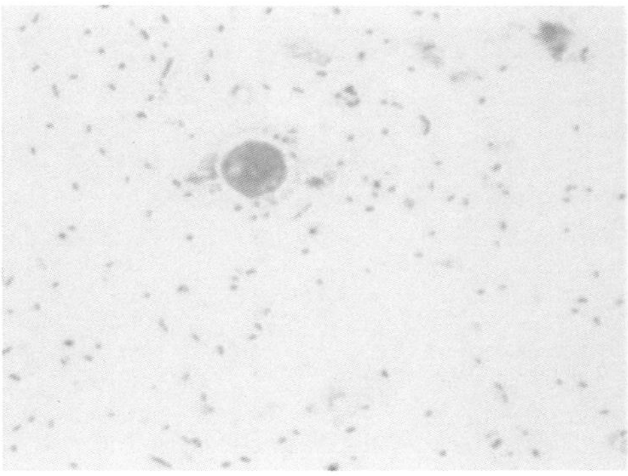

图 9-1　滴虫（镜下观）

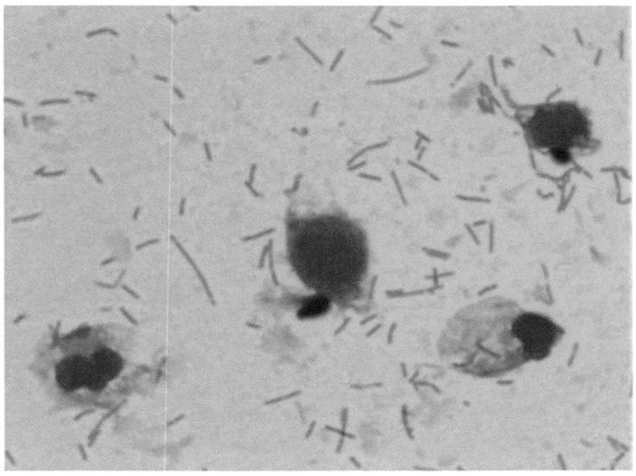

图 9-2　外阴阴道假丝酵母菌（镜下观）

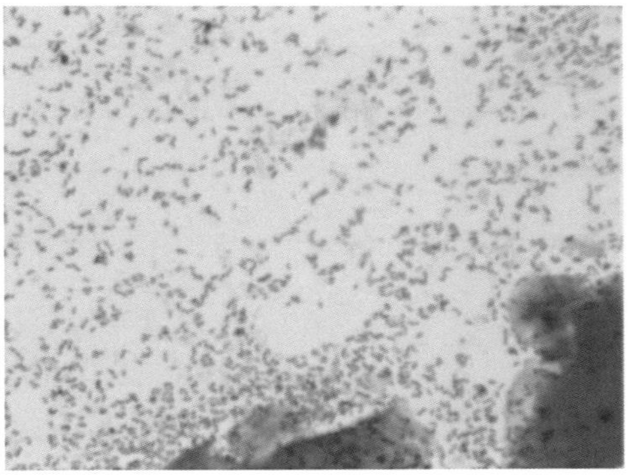

图 9-3　细菌性阴道病（镜下观）

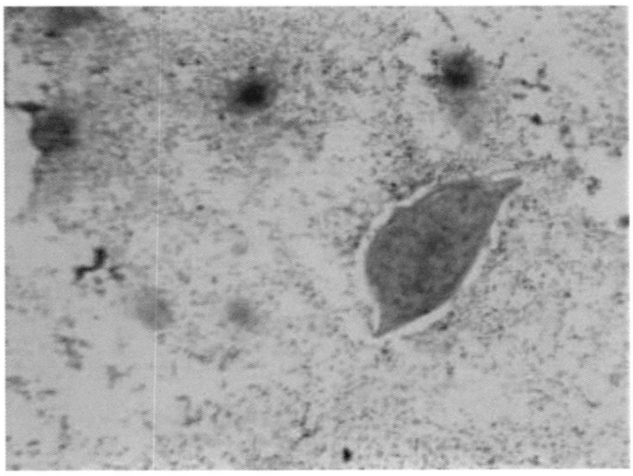

图 9-4　老年性阴道炎菌群（镜下观）

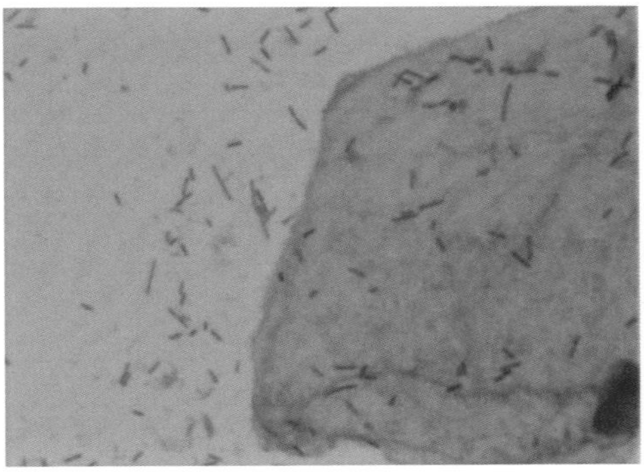

图 9-5　正常阴道菌群（镜下观）

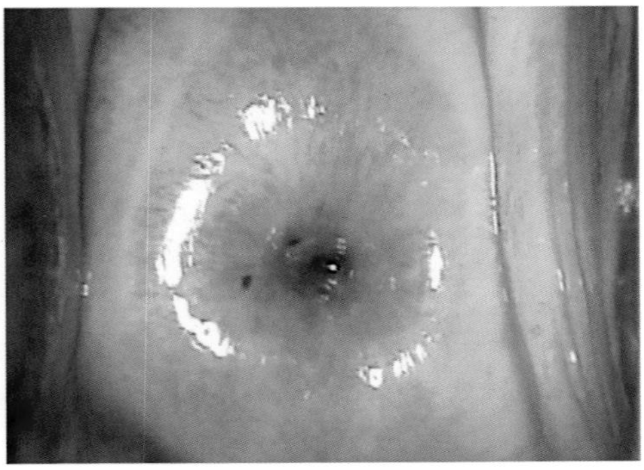

图 10-1　正常宫颈解剖

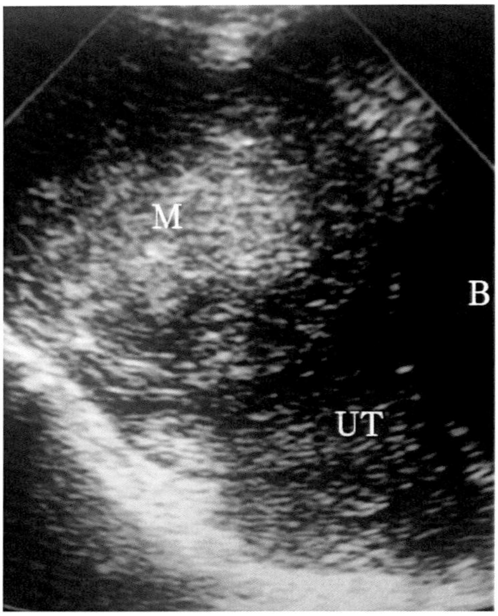

图 11-1　B 超见子宫底部肌瘤

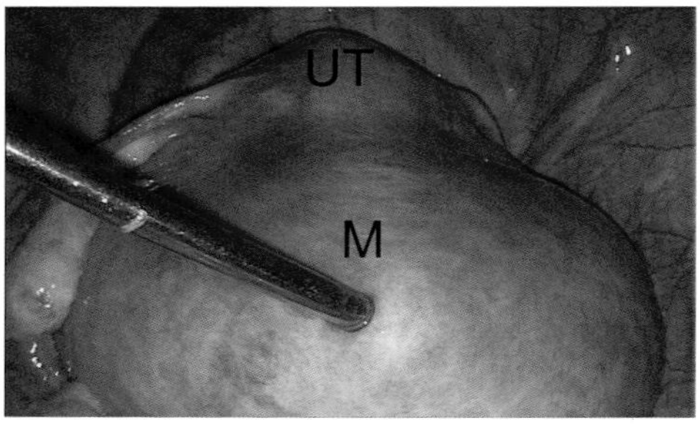

图 11-3　腹腔镜下子宫肌瘤手术

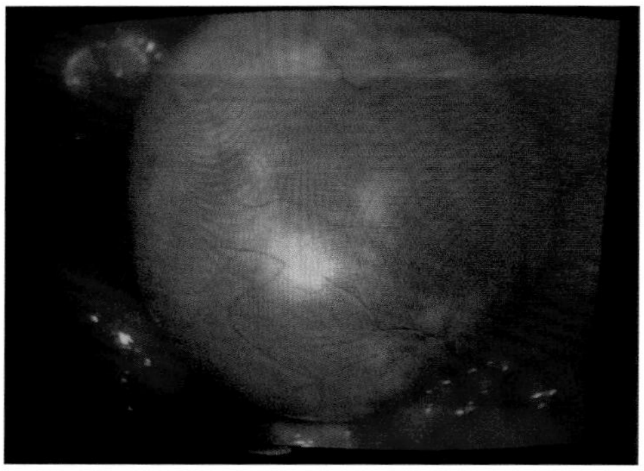

图 12-1　卵巢浆液性肿瘤

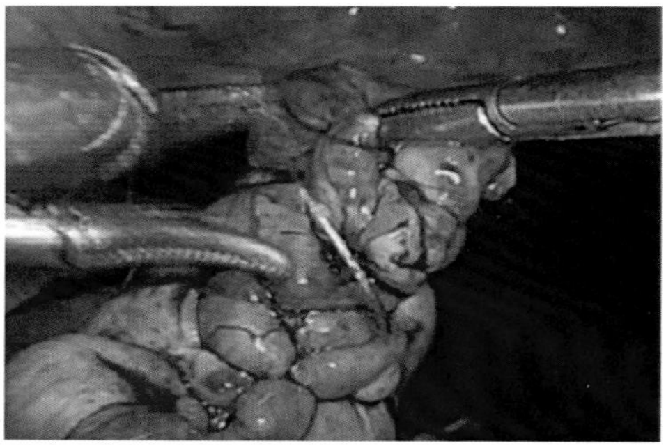

图 12-2　卵巢囊肿蒂扭转

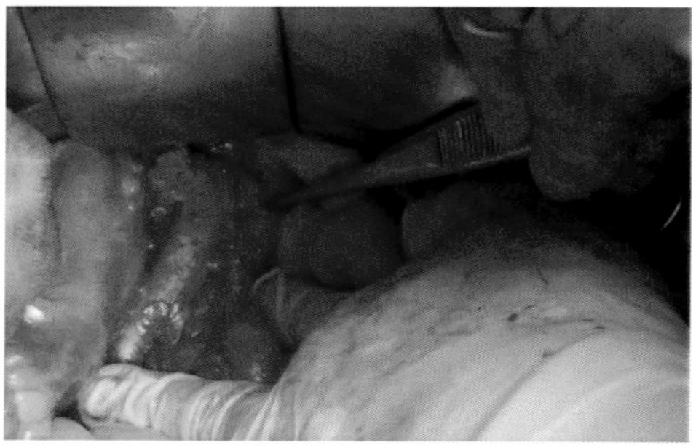

图 12-3　卵巢癌手术操作

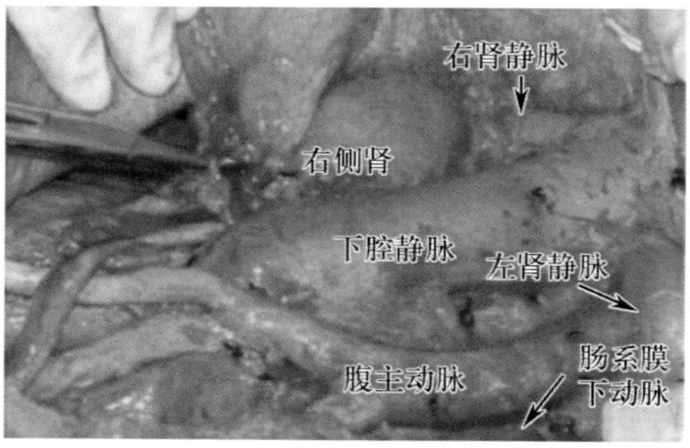

图 12-4　主动脉旁淋巴结切除术

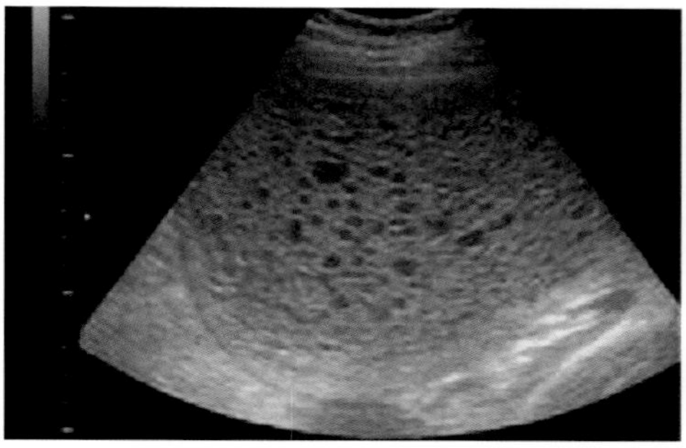

图 13-1　完全性葡萄胎的超声图像

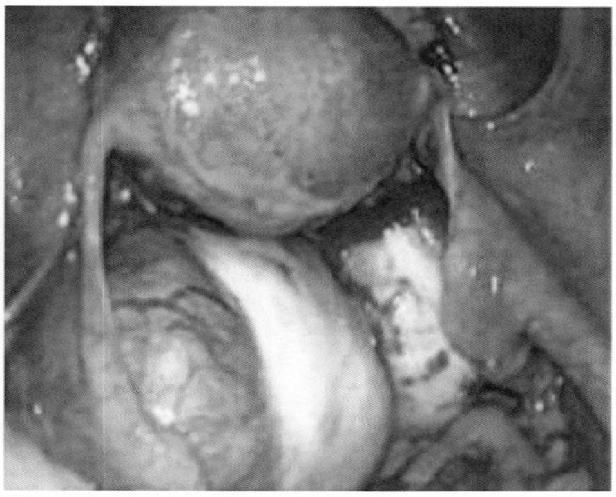

图 13-2　卵巢异位囊肿

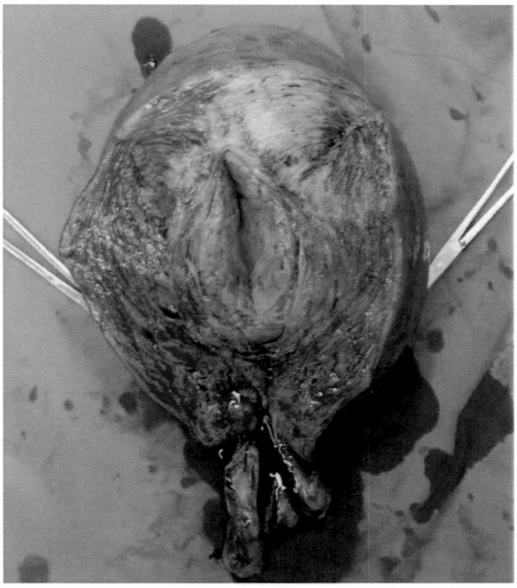

图 13-3　子宫腺肌病病灶切除术